Rost   Die Candida-Mykose –
        eine Pilzerkrankung mit vielen Gesichtern

Dr. med. Jutta Rost

Die Candida-Mykose – eine Pilzerkrankung mit vielen Gesichtern

Krankheitsursachen / Behandlung mit
Antimykotika / Biologische Therapie /
Hinweise zu Hygiene und Ernährung

≡ TRIAS THIEME HIPPOKRATES ENKE

Anschrift der Autorin:
Dr. med. Jutta Rost
Aribostraße 13
83700 Rottach-Egern

Umschlaggestaltung und Konzeption
der Typographie:
B. und H. P. Willberg, Eppstein/Ts.

Textzeichnungen und
Umschlagzeichnung:
Friedrich Hartmann, Nagold

*Die Deutsche Bibliothek –
CIP-Einheitsaufnahme*

Rost, Jutta:
Die Candida-Mykose, eine
Pilzerkrankung mit vielen
Gesichtern: Krankheitsursachen,
Behandlung mit Antimykotika,
biologische Therapie, Hinweise zur
Therapie und Ernährung / Jutta Rost.
– Stuttgart: TRIAS – Thieme
Hippokrates Enke, 1994

© 1994 Georg Thieme Verlag
Rüdigerstraße 14,
70469 Stuttgart
Printed in Germany
Satz und Druck:
Gulde-Druck GmbH, 72070 Tübingen
(Linotype System 6 [300 LTC])

ISBN 3-89373-253-5   2 3 4 5 6

Zu diesem Buch

Plagen auch Sie sich mit einer Pilzerkrankung herum? Mit einem Fußpilz? Mit einer immer wiederkehrenden Scheideninfektion? Wird Ihr Kind den Mund-Soor nicht los? – Oder leiden Sie an allgemeinen Krankheitssymptomen wie Bauchschmerzen, Durchfall oder Verstopfung, an Kopfschmerzen, Müdigkeit, Gelenkbeschwerden, Depressionen, für die sich scheinbar keine Ursache finden läßt? Hinter solch chronischen Beschwerden kann unter Umständen eine noch nicht erkannte Pilzinfektion des Darmes stecken.

Die Pilzerkrankungen haben seit den fünfziger Jahren rasant zugenommen. Insbesondere die Infektionen mit dem Hefepilz Candida albicans sind für viele Menschen zu einer Bedrohung geworden. Die durch sie verursachten Krankheiten haben sich geradezu zu einer Volksseuche entwickelt, deren Charakter, deren Auswirkungen und deren ernste Folgen erst nach und nach erkannt werden.

Zwar stellt die pharmazeutische Industrie viele gute Antimykotika zur Verfügung. Es hat sich jedoch gezeigt, daß auch mit ihnen keine Heilung zu erreichen ist, wenn der Patient, die Patientin, nicht mitarbeitet. Von ihrem Wissen um die Zusammenhänge, von ihrem Mitgehen bei der Therapie und von ihrer Bereitschaft, Ernährung und Lebensführung umzustellen, hängen Erfolg oder Mißerfolg der Behandlung ab. Wie bei kaum einer anderen Erkrankung kommt es bei der Candidose außer auf den Arzt und seine Medizin auch auf die Motivation des Kranken zur Mitarbeit an. Um dieser Aufgabe aber gerecht werden zu können, benötigt er eingehende Informationen, die ihm sein Arzt angesichts seines vollen Wartezimmers so umfassend, wie er sie braucht, gar nicht geben kann.

Diese Lücke möchte dieses Buch füllen. Es will kein Lehrbuch über Pilzerkrankungen sein, sondern ein Ratgeber für an Candidose erkrankte Menschen. Es will nicht das gesamte Lehrwissen einschließlich eventuell widerstreitender Meinungen ausbreiten, sondern alles für den Patienten Wesentliche in umfassender, aber für ihn faßbarer Weise darstellen. Es will auch keine speziellen Heilmethoden anpreisen. Es stellt sich ganz auf den Patienten ein, auf seine Fragen, seine Wünsche, seine Sorgen. Schon gar nicht will dieses Buch Reklame machen für irgendein Heilmittel. Wenn hier das eine oder andere Präparat beim Namen genannt wird, so besagt das nicht, daß ein nicht genanntes Medikament schlechter wäre: Schon aus Raumgründen können hier nicht alle Arzneien und sämtliche möglichen Pilztherapien genannt werden. Hier muß jedem Arzt seine eigene Vorgehensweise unbenommen bleiben.

Möge dieses kleine Buch seinen Zweck erfüllen: Es will das notwendige Wissen vermitteln, das Problembewußtsein wecken und Anleitung zum Handeln geben. Es soll Mittler sein zwischen dem vielbeschäftigten Arzt und dem nun gut informierten Patienten. Es will beiden zu einer erfolgreichen Partnerschaft verhelfen.

»Tempora mutantur
nos et mutamur in illis.«

»Die Zeiten ändern sich,
und wir ändern uns mit ihnen.«

Ganz besonders deutlich tritt dieser Wandel in der Medizin in Erscheinung. Welche diagnostischen und therapeutischen Möglichkeiten gibt es heute, von denen unsere Väter und Großväter nicht einmal zu träumen wagten. Allein die Einführung der Antibiotika hat das gesamte medizinische Denken verändert: Man kann aktiv eingreifen, wo man bisher nur hinnehmen konnte, man kann die Infektionserreger bekämpfen und besiegen, wo bisher nur hilfloses Beobachten möglich war. Die großen Seuchen früherer Jahrhunderte haben ihren Schrecken verloren. Die Pest, die in rasendem Lauf binnen weniger Tage ganze Landstriche, ganze Städte und Klöster entvölkerte, es gibt sie nicht mehr. Cholera und Pocken sind, falls sie noch irgendwo auftreten, kein Todesurteil mehr. Gegen die Tuberkulose wurden die Tuberkulostatika entwickelt. Und selbst die Syphilis, die zu Beginn des 15. Jahrhunderts Europa überzog, die anfangs als hochakute Krankheit auftrat und ganze Armeen niedermähte, von der Dürer noch schrieb: »... denn schier jedermann hat sie ...« und die dann, in den spätcren Jahrhunderten zu einer schleichenden, lebenzerstörenden chronischen Krankheit wurde – selbst die Syphilis ist heute heilbar geworden. Müßten bei einem solchen Siegeszug der Medizin die Menschen, die heute leben, nicht gesünder sein als je zuvor?

Wenn wir ehrlich sein wollen, so müssen wir eingestehen, daß zwar mehr Menschen ein hohes Alter erreichen, weil sie nicht schon in jungen Jahren von einer Seuche dahingerafft wurden. Aber der Krankheiten und der Kranken sind nicht weniger geworden. Die *akuten* Krankheiten sind seltener geworden, aber die *chronischen* Erkrankungen haben zugenommen. Die Zeiten haben sich geändert, die Menschen und ihre Anfälligkeiten und Leiden haben sich mit ihnen gewandelt. Und es tauchen immer neue, bisher unbekannte Krankheitsnamen auf.

Vor wenigen Jahren war es die Legionärskrankheit, die Schlagzeilen machte. Die Alzheimersche Krankheit befällt immer mehr alte Menschen. Bislang unbekannte Pilzkrankheiten breiten sich aus. Und vor allem stellt uns die scheinbar aus dem Nichts aufgetauchte Immunschwächekrankheit AIDS vor schier unlösbare Probleme. Noch stehen wir ihr genauso hilflos gegenüber wie einst die alten Ärzte vor der über das Mittelmeer gekommenen Pest oder der von den Seeleuten des Columbus aus der Neuen Welt mitgebrachten Syphilis. Man kann nur hoffen, daß ein Heilmittel gegen die AIDS-Erkrankung rascher gefunden wird als das gegen die Syphilis, zu deren Heilbarkeit es 450 Jahre brauchte.

Woher kommen all diese neuen Krankheiten, kaum daß die alten Plagen besiegt wurden? – Zum Teil ist es sicher so, daß die moderne, verfeinerte Diagnostik eine Unterscheidung bekannter Krankheiten möglich macht. So hat es den Altersabbau der Gehirnleistung »schon immer« gegeben. Doch kann man erst heute den Schwund der Hirnmasse (Alzheimer) von der Hirnverkalkung unterscheiden. Bei anderen »neuen« Erkrankungen entdeckt man mit Erstaunen altbekannte Erreger als Ursache, Keime, die bislang als harmlos, als nicht krankmachend galten. So ist die sogenannte Legionärskrankheit eine Lungenentzündung, die durch einen unverdächtigen, als nicht aggressiv eingestuften Erreger hervorgerufen wird. – Die Spirochäten der Syphilis sollen einst harmlos schmarotzende Keime auf den Schleimhäuten der indianischen Ziegen gewesen sein, die keinem Menschen etwas zu Leide taten. Nach Europa importiert aber wurden sie hochaggressiv. – Und auch das AIDS-Virus wird wahrscheinlich ein Affenvirus gewesen sein, das still und friedlich auf und mit den afrikanischen Affen lebte, ohne sie krank zu machen. Warum wird es plötzlich für den Menschen zur lebensbedrohenden Seuche?

Auch die Pilze hat es »schon immer« gegeben. Sie dürften auf Erden länger existieren als der Mensch. Aber so zahlreiche durch sie ausgelöste Erkrankungen, wie wir sie heute beobachten, sind ein ganz neues Phänomen. Die Erklärung für das Auftreten und die Zunahme unbekannter Krankheiten kann nur darin liegen, daß sich nicht nur die Zeiten änderten, sondern auch die Menschen: Sie reagieren heute anders als früher, sie haben neue Empfindlichkeiten, neue Empfänglichkeiten erworben. Ihre veränderte Reaktionsweise auf ihre veränderte Umwelt führt zu bisher so noch nicht gekannten Krankheiten und zu neuen Herausforderungen an die gesamte Medizin.

Das gestörte Gleichgewicht

Zum Zustandekommen einer Infektionskrankheit gehören immer zwei: Der Keim, der den Organismus befällt, und der Organismus, der von dem Keim befallen wird. Genauso wesentlich für das Angehen der Infektion wie die Infektionskraft des Keimes, genauso wesentlich und ausschlaggebend ist die Abwehrkraft des menschlichen Organismus. Zu einer Infektion kann es nur kommen, wenn der Erreger stärker ist als die Resistenz des befallenen Organismus. So lange dieser genügend Abwehrkraft besitzt, bleibt es bei einem friedlichen Miteinander

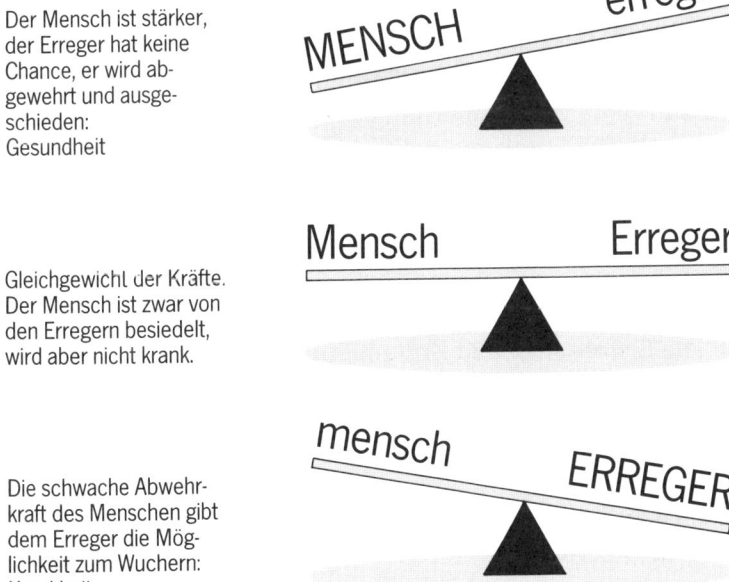

Der Mensch ist stärker, der Erreger hat keine Chance, er wird abgewehrt und ausgeschieden: Gesundheit

Gleichgewicht der Kräfte. Der Mensch ist zwar von den Erregern besiedelt, wird aber nicht krank.

Die schwache Abwehrkraft des Menschen gibt dem Erreger die Möglichkeit zum Wuchern: Krankheit

Abb. 1   Die Balance zwischen Erreger und Mensch

von Keim und Wirtsorganismus, gleichgewichtig, ohne Krankheit. Und dieses friedliche Miteinander kann jahrelang gut gehen. Sobald aber den Wirtsorganismus eine Schwäche befällt, ist der Erreger der Stärkere, und er wird diese Chance zum Wachsen und Eindringen, zur *In-fektion* sofort ausnutzen.

Man spricht in der Medizin von »fakultativ-pathogenen« Erregern. Man meint damit Keime, die sowohl als harmlose Schmarotzer im Körper leben als auch krank machen können. Die Wahl aber, das eine oder das andere zu tun, liegt keinesfalls bei den Erregern. Sie werden immer und sofort aggressiv, wenn man sie läßt. Es ist der Wirtsorganismus, der das Erregerwachstum zuläßt oder verhindert. Diese Balance der Kräfte ist es, die sich im Laufe der Zeiten, insbesondere im Laufe der letzten 50 Jahre, verschoben hat. Diese Balance-Änderung macht neue Krankheiten mit altbekannten Erregern möglich. Das gilt auch und ganz besonders für die Pilzerkrankungen.

☰ Die Pilze

Die Pilze sind eine große, artenreiche Gruppe von Lebewesen, die biologisch noch zu den Pflanzen gezählt werden. Sie bilden jedoch keine Früchte wie die meisten bekannten Blütenpflanzen, Früchte, die aus der Befruchtung des weiblichen Fruchtknotens durch den männlichen Blütenstaub hervorgehen. Sie bewerkstelligen ihre Vermehrung viel einfacher: Sie bilden Sporen. Das sind sehr kleine, einzellige, staubleichte Vermehrungsformen, die in der Lage sind, gleich und ohne Umwege zu einem neuen Exemplar ihrer Gattung auszukeimen. Dank ihrer Widerstandsfähigkeit und unkomplizierten Vermehrungsform haben sie alle Erdzeitalter und Erdkatastrophen überstanden und sind heute so lebendig und durchsetzungsfähig wie vor Jahrmillionen. Im Unterschied zu anderen Pflanzen bilden sie keine Wurzeln, keinen Stengel, keine Blätter, Blüten und Früchte aus. Sie bestehen eigentlich nur aus feinsten Fäden, die in dem Lebensmilieu, das sie sich ausgesucht haben – jede Art hat ihre eigenen Bedürfnisse und Vorlieben – ein engmaschiges und weitverzweigtes Netz bilden. Dieses Netz durchwuchert den Nährboden soweit es kann, gewissermaßen »unterirdisch«. Um ihre Vermehrungsformen, die Sporen, über ihren Lebensraum hinaus verbreiten zu können, bilden sie spezielle Fruchtträger aus, die sie emporwachsen lassen an die frische Luft, wo jeder Luftzug die schwebeleichten Sporen erfassen und in alle Winde weiterwehen kann.

Besonders schön geformt und groß sind die Fruchtträger unserer **Speisepilze**. Das, was wir sammeln, die Champignons, die Steinpilze und Pfifferlinge, sind nur die hutförmigen Fruchtträger der eigentlichen Pflanze. Aus ihren Lamellen und Röhrchen streuen sie ihre Sporen in die Welt. Besonders deutlich wird dieser Effekt, wenn man einen Bovist zertritt: Eine wahre Wolke graubraunen Staubes wirbelt auf und wird vom Wind verweht. Die eigentliche Pflanze jedoch ist auch bei diesen »behüteten« Pilzformen das Fadengeflecht, das den lockeren Waldboden weithin durchzieht.

Erheblich kleiner, mit dem bloßen Auge kaum wahrzunehmen, sind die Fruchtträger einer anderen Pilzart, die **Schimmelpilze**. Auf dem verfaulten Apfel, auf dem verschimmelten Brot bildet sich ein sichtbares Polster aus feinsten Härchen. Auch diese winzigen, pelzähnlichen Haare, bei der einen Art grauweiß (sie gaben den Schimmelpilzen den Namen), bei anderen Arten grünlich, braun oder schwarz, sind ebenfalls nur die Sporenträger. Auch hier durchwächst das eigentliche Pilzgeflecht unsichtbar das Brot, den Apfel. Man sollte darum nicht nur den sichtbaren Schimmelfleck ausschneiden, um den Rest dann weiterzuverwenden. Meist ist bereits das ganze Stück innerlich von Pilzfäden durchzogen, ohne daß man es merken kann. Man sollte es im Ganzen fortwerfen, denn Schimmelpilze können dem Menschen gefährlich werden. Und das Gefäß, in dem es lag, muß gründlich ausgewaschen werden, denn es ist von den Sporen verseucht. Sie werden das nächste Brot rasch anstecken.

Ferner gibt es spezielle **Hautpilze**, die ihr Pilzgeflecht ausschließlich in menschlicher und tierischer Haut ausbreiten. Ihre Fruchtträger mit den Sporen sind nur unter dem Mikroskop zu erkennen, können aber im Labor auf der Nährbodenplatte gut sichtbar gemacht werden. Sie werden durch die Entzündung, die sie verursachen, samt ihren Wirtszellen abgeschilfert und durch das Wundsekret ausgeschwemmt, so daß sie sich weiter verbreiten können.

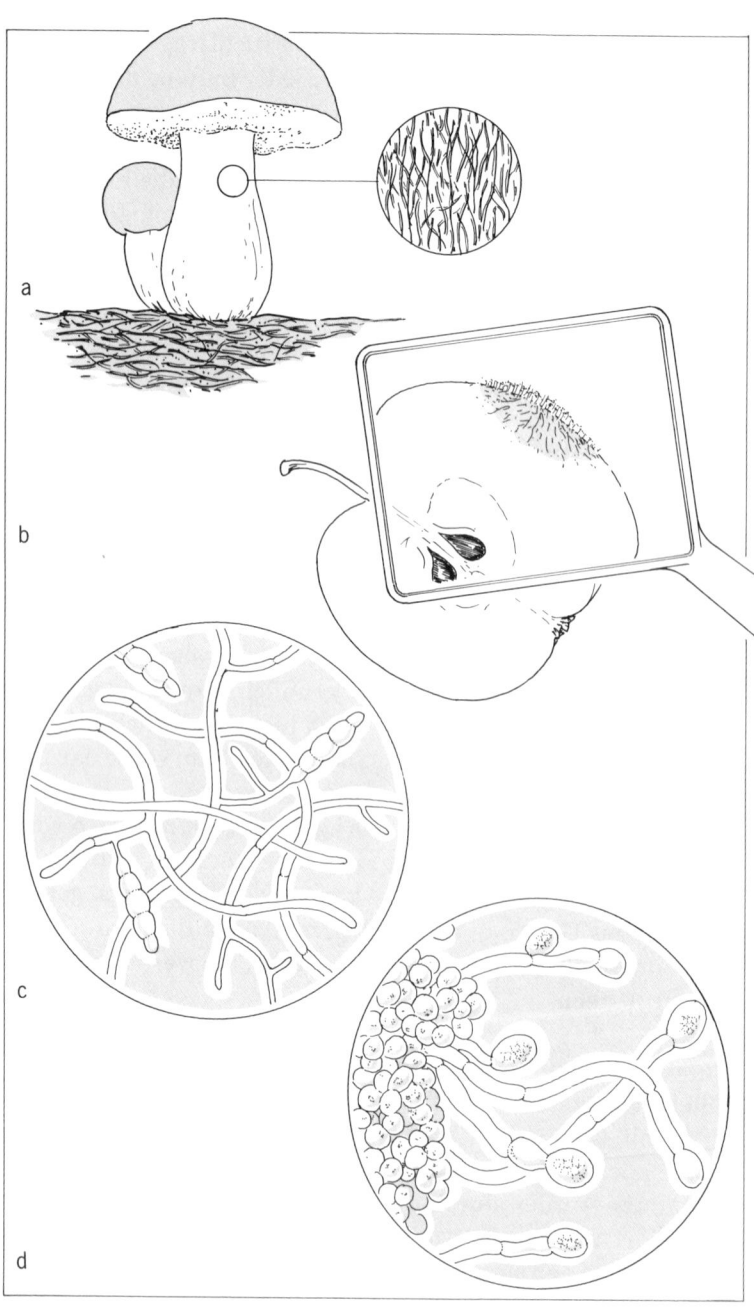

Abb. 2   Pilze und Pilzgeflechte: a) Speisepilz, b) Schimmelpilz, c) Hautpilz, d) Hefepilz in Sproß- und Pseudomyzelform

Wieder ganz anders wachsen die **Hefe-Pilze**. Sie bilden kaum Pilzfäden aus. Sie wachsen in ihrem Nährmedium als eiförmige oder kugelige Zellen, die in Haufen beisammenliegen. Sie vermehren sich durch Sprossung: Die Mutterzelle bildet eine Ausbuchtung, die zum Sproß wird. Dieser formt sich gleichfalls eiförmig und trennt sich schließlich von der Mutterzelle, um sich als neue, selbständige Hefezelle dem Haufen einzufügen. Darum nennt man die Hefen auch **Sproßpilze**. Von der Ausnahme, die sie von dieser Regel abweichend zuwege bringen können, wird noch zu sprechen sein (s. S. 19, 23).

Alle diese mikroskopisch kleinen Pilze haben eine große Aufgabe in der Natur. Als Schmarotzer leben sie auf und von abgestorbenem oder krankem organischen Material. Sie durchwachsen es und bauen es ab. Im Waldboden machen sie aus der Laubmasse des vergangenen Jahres lockere Humuserde. Totes wird aufgelöst und in seine Grundsubstanzen zerlegt. Neben den Bakterien und anderen Kleinstlebewesen sind sie die fleißigsten Arbeiter im großen Recycling der Natur. Weiß es doch schon die Bibel:»Denn du bist Erde und sollst zu Erde werden.« Aber auch Krankes, das sich gegen den Pilz nicht mehr wehren kann, wird bereits befallen. Rosenrost und Mehltau sind stets Indikatoren dafür, daß die Pflanzen nicht mehr vollkräftig sind, daß ihnen Nahrungsmangel oder Trockenheit zu schaffen machen. Gesunde Pflanzen werden nicht von Pilzen angegriffen.

Die wenigsten Pilze sind für den Menschen giftig oder schädlich. Einige Arten dienen ihm sogar zur Lebensmittelbereitung, beispielsweise zum Backen oder Brauen. Denn die Hefen haben einen charakteristischen Stoffwechsel: Sie zerlegen Zucker und andere Kohlenhydrate zu Alkohol und Kohlensäure. Diese Kohlensäure ist es, die beim Backen als Treibmittel wirkt, die das Brot, den Kuchen aufgehen läßt. Im Bier ist sie das perlende Gas, während der gleichfalls entstandene Alkohol für den Geschmack und die anregende Wirkung sorgt.

Wie unter den vielen zuträglichen und wohlschmeckenden Speisepilzen einige wenige hochgiftige Arten zu finden sind, so gibt es auch unter den Schimmelpilzen und Hefen vergleichsweise wenige, die dem Menschen schaden können. Diese wenigen aber verdienen unsere Aufmerksamkeit. Sie können das verursachen, was man »**Pilzkrankheiten**« oder »**Mykosen**« nennt (griechisch: *mykos* = Pilz).

Nun sind die Pilzkrankheiten nicht etwa Erkrankungen der Pilze, wie Kinderkrankheiten die Krankheiten der Kinder sind. Das sind auch nicht jene Vergiftungen, die durch eine Pilzmahlzeit ausgelöst werden, in die sich versehentlich ein Knollenblätterpilz eingeschlichen hatte. Gemeint sind mit diesem Begriff Gesundheitsstörungen, die durch eine jener mikroskopisch-kleinen, den Menschen schädigenden Pilzarten verursacht werden:

– durch Hautpilze
– durch einige Schimmelpilze, oder
– durch bestimmte Hefearten.

Dabei haben sich in den letzten Jahrzehnten die Hefepilze, und unter ihnen vornehmlich die Angehörigen der Familie Candida in den Vordergrund gespielt. Sie sind mittlerweile die weitaus häufigsten und aggressivsten Verursacher von allen Mykosen. Man kann fast sagen, daß ihre rasante Ausbreitung ein neues Kapitel der Medizin markiert.

☰ Die Candida-Mykose

Noch vor 40 Jahren konnten die Medizinstudenten ihren Lehrbüchern entnehmen, daß der **Soor** (so die deutsche Bezeichnung für die **Candida-Mykose**) im Mund schwächlicher Säuglinge oder ausgezehrter Greise auftrete, also äußerst selten. Inzwischen weiß man mehr über diese Pilzerkrankung.

Wie in der übrigen Botanik hat jede Pflanzenfamilie ihren Familiennamen (hier: *Candida*) und jedes Mitglied der Familie hat einen speziellen Artnamen. Zur Familie *Candida* (Betonung auf der ersten Silbe) gehören etwa 80 Arten, von denen aber nur etwa ein Dutzend für den Menschen krankmachend werden können, z. B.

– *Candida albicans*

– *Candida glabrata*

– *Candida tropicalis*

– *Candida parapsilosis*

und einige andere.

Die weitaus wichtigste und häufigste Vertreterin dieser Familie ist *Candida albicans*. In 70–80% aller Candida-Mykosen ist sie ursächlich im Spiel. Wenn hier in diesem Buch der Einfachheit halber von »Candida« gesprochen wird, so geschieht das in dem Wissen, daß es sich zwar auch um eine der anderen Candida-Arten handeln kann, daß es sich aber in den weitaus meisten Fällen um die gefährlichere *Candida albicans* handeln wird.

Das Wort »candida« kommt aus dem Lateinischen, wo es »blaß« oder »weiß« bedeutet. Und der Artname »albicans« wiederholt diese Bedeutung noch einmal: »weiß machend«. Diese Namensgebung weist auf die weißen Beläge hin, die auf den von Candida befallenen Schleimhäuten entstehen. Die von diesem Hefepilz erzeugten Mykosen werden »Candidose« oder »Candidiasis« genannt.

Die deutsche Bezeichnung »Soor« kommt sprachlich von dem altdeutschen »sohren« her, was so viel wie »wundmachen« bedeutet. Dieser Wortstamm ist noch erhalten in den Begriffen »versehrt – unversehrt«. Auch im Englischen bedeutet »sore« soviel wie »wund«, »weh«, »entzündet«. Daraus wird ersichtlich, daß es den Soor schon in grauen Vorzeiten gegeben haben muß. Doch wird er vor der Erfindung des Mikroskops sicher noch nicht als Pilzerkrankung erkannt worden sein.

Die Candidose ist ein sehr uneinheitliches, vielgestaltiges Krankheitsbild. Bei jedem Patienten kann es zu anderen Symptomen kommen, je nach der individuellen Reaktionsweise des Kranken. Bei dem einen kommt es nur zu einer kleinen, banalen Hautverletzung, bei einem anderen wächst sie sich zu einer lebensgefährlichen, tiefen Erkrankung aus.

Die Candida befällt bei vorgeschädigten, geschwächten Personen sowohl die Haut als auch die Schleimhäute, zuweilen auch Haare und Nägel. Menschen jeden Alters können eine Candidose bekommen, wenn sie in ihrer Abwehrkraft geschwächt sind, wenn sie in ihrer Resistenz nachlassen. Die Candidose, so formuliert man es eindringlich und verständlich, ist »**eine Erkrankung des Erkrankten**«.

Ja, oft kann das Auftreten eines Candidabefalls der erste Hinweis auf eine ernstere, tiefere Erkrankung sein, z. B. auf Diabetes oder AIDS, von dem der Patient bisher noch nichts wußte. Dazu muß immer wieder gesagt werden: Nicht das Vorhandensein der Pilze löst die Erkrankung aus, sondern die Resistenzschwäche des Organismus gegen den Pilz. Unsere Haut und unsere Schleimhäute sind besiedelt von Milliarden von Bakterien und Pilzen. Viele von ihnen sind sogar notwendig zur Verdauung, zur Vitaminproduktion, zur Nahrungsresorption, zur Abwehr von Krankheitserregern. Wir leben mit ihnen zusammen in einem funktionierenden Gleichgewicht, zu beiderseitigem Nutzen. Die Candida-Pilze gehören nicht zu den stets vorhandenen und notwendigen Bewohnern, man kann sie höchstens bei der Hälfte aller Menschen nachweisen. Aber bei einer gesunden Balance der Kräfte machen ein paar Hefepilze sicher nichts aus. Darum gibt es keinen Grund, in Panik zu geraten, wenn bei einer anderweitigen Untersuchung auch einige Exemplare der Candida-Familie gefunden werden. Denn auch diese

Keime – wie so viele andere – aus der Umgebung aufzunehmen ist eher die Regel als die Ausnahme. Von jedem Türdrücker, mit jedem Geldschein können wir sie mitnehmen. Sie bleiben normalerweise nicht im Organismus haften, sondern werden rasch auf natürlichem Wege wieder ausgeschieden. Für den gesunden Körper ist das weniger eine Gefahr, als vielmehr ein Anreiz zur Immunkörperbildung. Gegen einen Keim, mit dem der menschliche Organismus nie in seinem Leben in Berührung kam, kann er auch keine Immunität aufbauen. So sind die Ureinwohner Amerikas, so sind Südseeinsulaner massenweise gestorben, als sie mit dem durch Seefahrer mitgebrachten Masernvirus in Berührung kamen. Für uns Europäer sind die Masern inzwischen eine harmlose Kinderkrankheit. Das unvorbereitete Abwehrsystem der Naturvölker aber war dieser Infektion schutzlos ausgeliefert. Denn im allgemeinen ist die Ausbildung solcher Schutzfunktionen ein Lernprozeß des Immunsystems, der bereits im Kindesalter die wichtigsten Etappen erobert, der aber lebenslang der Auffrischung bedarf. Die ängstliche Vermeidung jeglichen Keim-Kontaktes kann also auch übertrieben werden.

Gefährlich werden die Candida-Pilze dem Organismus nur dann, wenn sie einen geschwächten Menschen vorfinden, in dem sie die Möglichkeit haben, zu haften und sich hemmungslos zu großen Populationen zu entwickeln. Unter diesen Bedingungen kommt es speziell bei Candida albicans zu einer charakteristischen Änderung in ihrem Wachstumsverhalten: Außer der üblichen Sprossung entwickelt sie pilzfadenähnliche Ausläufer, die in tiefere Gewebsschichten vordringen und sie durchwachsen. Hinzu kommt, daß in diesen Keimschläuchen auch Sporen gebildet werden, die sehr widerstandsfähige Vermehrungsformen sind und leicht jeder Therapie trotzen. Diese für *Candida albicans* charakteristische Wachstumsänderung macht gerade diesen Hefepilz so besonders aggressiv und gefährlich. Vom Zeitpunkt der Keimschlauch-Ausbildung an ist aus der noch relativ harmlosen Hautmykose eine gefährliche tiefe Candidose geworden.

Infektionsorte und Krankheitssymptome

Die Candida-Pilze wachsen am liebsten da, wo es schön

feucht, warm, weich und *dunkel*

ist und wo sie sich möglichst ungestört entwickeln können. Die Feuchtigkeit und Zartheit der inneren Schleimhäute und die dort herrschende Körperwärme sind das ideale Lebensmilieu für sie.

Aber auch auf der **äußeren Haut** findet die Candida feuchte Nischen mit erweichter Epithelschicht, z. B. in den Achselhöhlen, unter großen, hängenden Brüsten und Bauchfalten, im Nabel, in der Gesäßfalte und im äußeren Genitalbereich. Dort wird ihre Ansiedelung zu nässenden Hautentzündungen führen, die mehr oder weniger stark jucken und brennen können und die Tendenz zur Ausbreitung haben. Selbst im Gehörgang kann es zu nicht heilen wollenden »Ekzemen« kommen, die erst in den Griff zu kriegen sind, wenn man an ihre Ursache, die Candida, denkt und entsprechend therapiert.

Am bekanntesten ist wohl der **Fußpilz**, der meist zwischen der 3. und 4. und zwischen der 4. und 5. Zehe auftritt. Auch dort und gerade dort findet die Candida ein meist feuchtes und warmes Plätzchen zum Wachsen und Ausbreiten. Zwar sind nicht alle Zwischenzehen-Entzündungen candidabedingt. Auch andere Hautpilze und sogar Bakterien können sich dort ansiedeln und ganz ähnliche Entzündungsbilder machen. Doch wird der Arzt bei der Diagnostik und Therapie immer auch an die Möglichkeit denken, daß es sich hier um eine Candida-Infektion handeln könnte. Dabei sind meist die obersten Hautschichten abgestorben. Sie haben sich von der Unterlage abgehoben und hängen nun in Fetzen herum. Darunter finden sich hochrote, nässende Entzündungen.

Die häufigste Infektionspforte ist jedoch der **Mund**. Aus der Nahrung, aus der Umgebung durch Hand-zu-Mund-Kontakt, von Partnern und Familienangehörigen durch Mund-zu-Mund-Kontakt erobert die Candida bei empfänglichen Menschen die Mundhöhle. Die feuchte Wärme sowie Nahrungsreste auf und zwischen den Zähnen sorgen für optimale Wachstumsbedingungen. Kariöse Zähne und Zahnfleischtaschen sind sofort besiedelt. Hier in der Mundhöhle kann die Candida auf dem Zahnfleisch, auf der Zunge, auf der Wangenschleimhaut jene typischen weißen Beläge bilden, jene weißen »Schwämmchen«, die der Candida, der Weißen, Blassen, den Namen gaben. Und die deutsche Bezeichnung »Schwämmchen« läßt durchaus an jene anderen Pilze, die »Schwammerln« denken.

Diese Soorbeläge, die zuerst als weiße Stippchen auftreten, sich später aber ausbreiten und zusammenfließen können, lassen sich mit einem Löffel abkratzen. Darunter erkennt man dann eine hochrote, leicht blutende Entzündung. Unter Zahnprothesen kann sich eine andere Form der Candida-Infektion ausbilden. Hier kommt es, wohl des dauernden Druckes wegen, nicht zu den weißen Soorbelägen, sondern nur zu einer glatten, fast blanken und sehr schmerzhaften Rötung der infizierten Haut. Wenn diese Rötungen unter der Prothese die einzigen Erscheinungen in der Mundhöhle sind, können sie leicht als Prothesendruckstellen fehlgedeutet werden. Aber so sehr sich der Zahnarzt auch bemüht, so oft er die Prothese an dieser Stelle auch korrigiert, die Entzündung wird bleiben. Erst eine speziell gegen die Candida gerichtete Behandlung wird dieses vermeintliche Prothesenproblem lösen.

Bei manchen Patienten treten weniger Zahnfleischentzündungen in Erscheinung, als vielmehr ein typisches Übergreifen der Candida-Besiedelung auf die äußere Haut. Dabei zeigen sich in den Mundwinkeln feine Einrisse, die gerötet sind und ein wenig nässen können. Sie wollen mit keiner der sonst bewährten Heilsalben abheilen. »Faulecken« nennt man sie im Deutschen, »Perlèche« sagen die Franzosen. Auch hier bringt der Gedanke an eine Pilzinfektion und der prompte Erfolg einer speziellen Anti-Pilz-Creme die Bestätigung.

Ein anderes Pilz-Phänomen kann man in bislang unauffälligen, aber eben doch schon pilzbesiedelten Mundhöhlen nach einer Zahnoperation erleben: Hierbei können sich in den Einstichstellen des Nahtfadens kleine weiße Köpfchen bilden – Candida. Die durch den operativen Eingriff bedingte Resistenzminderung des Organismus, die Wunde selbst und vielleicht auch das antibakteriell, aber nicht antimykotisch behandelte Nahtmaterial wirken gemeinsam offensichtlich begünstigend auf das Candidawachstum.

Durch diese Beobachtungen wird deutlich, daß eine Mundhöhle bereits in erheblichem Maße candidabesiedelt sein kann, ehe noch Zahnfleischentzündungen oder Soorbeläge auftreten. Sie kann geradezu unbemerkt zur Brutstätte und zum Nachschubreservoir für den ganzen weiteren Verdauungstrakt werden. Bei HIV-infizierten Personen kann das Auftreten einer Soorinfektion in der Mundhöhle den Übergang des bisher symptomlosen Stadiums der Erkrankung in das vollentwickelte AIDS-Stadium signalisieren. Spätestens jetzt ist eine ärztliche Behandlung notwendig, denn hier muß die Therapie besonders ernst genommen werden.

In der **Speiseröhre** siedelt sich Candida am liebsten im unteren Drittel an, kurz vor dem Mageneingang. Die durch sie dort verursachten Entzündungen können zu Schmerzgefühlen hinter dem Brustbein führen, zu Sodbrennen. Andere Patienten wiederum merken garnichts von ihrer Speiseröhren-Candidose, obwohl sie klinisch nachweisbar ist.

Den **Magen** passieren die geschluckten Pilze unangefochten. Die Magensäure, falls sie bei dem Erkrankten noch in ausreichendem Maße vorhanden ist, macht der Candida nichts aus. Mögen Bakterien oder andere Pilze von ihr geschädigt oder abgetötet werden, Candida ist in der Lage, diese Barriere unbeschadet zu überstehen. Ja, sie ist sogar in der Lage, sowohl in diesem sauren Milieu als auch in dem stark alkalischen Milieu des Dünndarms die Schleimhaut zu besiedeln, zu leben und sich zu vermehren. Ob *Candida albicans* als Ursache für Magen- und Dünndarmgeschwüre in Frage kommt, oder ob sie schon bestehende Geschwüre nachträglich besiedelt, da sie ihr einen guten Nährboden bieten, konnte bisher kaum entschieden werden. Tatsache ist, daß sie sehr oft auf diesen Geschwüren zu finden ist. Auch scheint es wahrscheinlich, daß ihre Anwesenheit das Ausheilen dieser Geschwüre erschweren und verzögern kann.

Dünndarm und **Dickdarm** sowie **Enddarm** bieten nun der fortschreitenden Candidabesiedelung ein optimales Terrain.

In den vielen Falten und Zotten der Darmschleimhaut findet sie endlose Möglichkeiten ungestörten Wachstums. Dabei gehen die Candida-Zellen mit den Epithelzellen des Darmes enge Verbindungen ein. Mit dem nun entstehenden Pseudogeflecht durchdringt sie die obersten Zellschichten des Darmes und kann so kleinere Nester oder auch ausgedehnte Pilzrasen bilden. Gefördert oder gebremst wird ihre Wachstumsfreudigkeit durch einige entscheidende Faktoren: durch die gute oder schlechte Resistenz des Organismus, durch die Milliarden von anderen Keimen, Bakterien und anderen Pilzen, mit denen sie sich den Lebensraum Darm teilen muß, und vor allem durch die Zusammensetzung des Nahrungsbreies, der in den Magen-Darm-Trakt gelangt, hier bearbeitet und verarbeitet wird, um schließlich den Darm als Kot zu verlassen. Dieser Darminhalt bringt nicht nur dem Gesamtorganismus Mensch den lebensnotwendigen Ernährungsnachschub, sondern auch der Candida. Auf seine Bestandteile ist auch sie angewiesen. Auch sie wird durch ihn gefüttert – je nach Zusammensetzung besser oder schlechter.

Haben wir die Hefepilze der Candida-Familie bisher als Bewohner der Körperoberfläche kennengelernt, so nimmt die Krankheit mit der Besiedelung des Darmes doch eine ernstere Dimension an. Zwar gelten für den Organismus auch die Schleimhäute des Atmungs- und Verdauungstraktes durchaus noch als »Oberfläche«, zwar ist für den Körper der Darminhalt immer noch nicht »innen«, sondern wird noch als »außen« erlebt und behandelt, doch ergeben sich für die Candida-Infektion hier ganz andere Verhältnisse, die zu anderen Folgeerscheinungen führen:

- Die Infektion der Darm-Schleimhaut vollzieht sich im Verborgenen, sie ist nicht sogleich sichtbar. Im Darm weist kein frühzeitiger Juckreiz auf eine Rötung oder Entzündung hin. So werden erst relativ spät und in fortgeschrittenem Stadium Symptome erlebt, die von der Candida-Infektion ausgehen.
- Diese Symptome sind meist so uncharakteristisch und so vielfältig, daß man sie zunächst auch in anderen Zusammenhängen sehen kann. An direkten Darmsymptomen können – müssen nicht – z.B. kneifende Bauchschmerzen und Durchfälle oder Verstopfung im Wechsel auftreten. Für beides kann es natürlich auch andere Gründe geben, so daß sie, wenn sie als einzige Symptome auftreten, noch nicht unbedingt an Candida denken lassen. Auch ein Blähbauch kann vielerlei Gründe haben. Tritt jedoch alles zusammen auf, so liegt der Gedanke an eine Candi-

dose schon näher. Es wurde bereits erwähnt (s. S. 15), daß der Hefepilz Candida von leicht aufschließbaren Kohlenhydraten lebt, wie Zucker und Weißmehl. Er vergärt diese Kohlenhydrate zu Kohlensäuregas und zu Alkohol. Diese Gasbildung ist es, die den Bauch auftreibt und zu Blähungen führt. Der Alkohol dagegen wird rasch ins Blut aufgenommen und über die Pfortader direkt der Leber zugeführt. In der Tat kann man bei Patienten mit massivem Candida-Befall nach einer zuckerreichen Mahlzeit einen erhöhten Alkoholgehalt des Blutes nachweisen, genug, um bei einer polizeilichen Promillekontrolle aufzufallen. Daß eine solche unbewußte, aber über Wochen und Monate permanente Alkoholberieselung der Leber zu schaffen machen wird, daß diese Leberbelastung zu Fehlleistungen im gesamten Stoffwechsel des Organismus führen kann, insbesondere in der Bildung der in den Darm ausgeschütteten Verdauungssäfte, leuchtet ein. Eine Verdauungsschwäche aber wird wiederum dem Candida-Wachstum Vorschub leisten – ein fehlerhafter Kreislauf, der sich aufschaukeln kann.

Bei Säuglingen und Kleinkindern mit einer Candidose des Darmes kann es zu Gedeihstörungen kommen: Sie haben keinen rechten Appetit, die Gewichtszunahme ist ungenügend, sie wirken matt, unruhig und angespannt. Ernstere Krankheitsursachen sind nicht zu finden. Das alles bessert sich rasch nach einer antimykotischen Darmtherapie.

– Wurde das gebildete Kohlensäuregas noch als Blähung aus dem Darm ausgeschieden, so unterliegt das Stoffwechselprodukt Alkohol doch schon – anders als bei den bloßen Haut-Candidosen – der Resorption ins Körperinnere, d. h. der Gesamtorganismus muß sich damit auseinandersetzen. Die Candida-Hefen produzieren im Rahmen ihres Stoffwechsels jedoch noch weitere Gifte (Toxine), sowohl äußere (*Ektotoxine*) als auch innere (*Endotoxine*). Die Ektotoxine werden als Stoffwechselendprodukt dauernd in den Darminhalt abgegeben. Die Endotoxine werden frei bei Absterben oder Zerfall der Hefezellen. Auch diese Toxine, über die noch allzu wenig bekannt ist, werden laufend resorbiert und gelangen auf dem Lymph- und Blutweg in die Leber und in alle anderen Organe.

So kommt es, daß sie überall Krankheitserscheinungen, Beschwerden, Symptome auslösen können. Je nach Reaktionsbereitschaft des Patienten, je nach seinen Schwachstellen und Empfindlichkeiten wird sich diese Toxinbelastung woanders bemerkbar machen. Es gibt kein fest umrissenes Krankheitsbild für die tiefe Candidose, es gibt nur die unterschiedlichsten Symptome quer durch die ganze Medizin: Gelenkbeschwerden oder Depressionen, Allergien oder Migräne, Hauterscheinungen oder Lebererkankungen. Fallbeispiele am Ende des Buches werden das verdeutlichen.

Wird der Patient, die Patientin dann nur auf diese Symptome hin klinisch untersucht, so läßt sich kein Befund erheben, keine Ursache nachweisen. Und meistens ist die Folge, daß eine psychosomatische Erkrankung angenommen wird, also eine von einem Kummer, einer Angst, einer Sorge ausgelöste körperliche Funktionsstörung. Nicht selten erfolgt sogar, da keine andere Therapie möglich zu sein scheint, die Überweisung zum Psychotherapeuten oder gar zum Psychiater. Der aber kann trotz aller Mühe und Sorgfalt auch keine Besserung erreichen. Denn es handelt sich ja – umgekehrt – um eine somatopsychische Erkrankung, also eine vom Körper ausgehende Störung der Psyche, die dann jeden Kummer, jede Angst intensiver erleben läßt als in gesunden, also candidafreien Tagen.

– Durch die Candida-Toxine kann es auch, da sie ja alle Körperregionen überschwemmen, zu Hauterscheinungen kommen, die man »Mykide« nennt. Ein *Mykid* ist eine allergische Reaktion der Haut auf diese candidaspezifischen Gifte. Die Erscheinungsbilder auf der Haut können wieder völlig unterschiedlich sein. Es können Flecken, Schüppchen oder ekzemähnliche Entzündungen an den unterschiedlichsten Lokalisationen entstehen. Selbst in der Mundhöhle kann ein solches Mykid auftreten, hier unter dem bekannten Bild der *Aphthen*, jener sehr schmerzhaften linsengroßen Rötung mit zentralem gelben Bläschen. Eine solche Aphthe bleibt etwa eine Woche bestehen, »mit Behandlung eine Woche, ohne Behandlung 7 Tage«. Aus dieser Weisheit geht schon hervor, daß Versuche, mit lokaler Pinselung die Aphthen zur Abheilung zu bringen, erfolglos bleiben.

Wenn man jedoch die Darmmykose behandelt, verschwinden auch die jüngsten Aphthen in 2–3 Tagen. Dieses Verhalten ist für alle Mykide charakteristisch: Therapieresistenz auf alle lokalen Behandlungsversuche, aber lautloses, rasches Verschwinden nach antimykotischer Darmtherapie. Auch lassen sich niemals Pilze auf diesen Hautveränderungen nachweisen, wodurch sie sich von den direkten Pilzinfektionen der Haut unterscheiden. Mykide sind eben nur allergische Fernreaktionen. Stets aber lohnt sich bei dem Verdacht auf ein Mykid die Untersuchung des Darminhaltes auf Candida-Besiedelung.

– Darüber hinaus scheint die Candidose eine enge, ursächliche Beziehung zur *Allergieentstehung* zu haben. Durch die Besiedelung der Darmschleimhaut mit Candida kommt es zu einer veränderten Resorptionsfähigkeit der Nahrung. Der Abbau in die feinsten Spaltprodukte ist gestört. Es werden mehr unvollständig abgebaute Nahrungsbestandteile in das Blut aufgenommen, die allergisierend wirken. Auch kommt es zu einer vermehrten Histaminbildung, ebenfalls ein Faktor zur Allergisierung. Das führt dazu, daß der Organismus gerade gegen die am häufigsten gegessenen, am liebsten genossenen Lebensmittel allergisch wird. Es lohnt sich darum, bei Neurodermitikern und Asthmatikern, bei Morbus Crohn- und Colitis ulcerosa-Patienten sowie bei allen Allergikern nach einer Darmmykose zu fahnden. Wenn auch nicht in allen Fällen so ist doch recht oft eine Besserung nach einer antimykotischen Behandlung zu beobachten.

– Ein anderes Phänomen, das die Darmmykosen gefährlicher werden läßt als alle äußerlichen Hautmykosen, ist die sog. *Persorption*. Während man unter »Absorption« das Aufsaugen flüssiger Nahrungsabbauprodukte versteht, die durch das Darmepithel in die Lymphbahn der Darmzotten und von dort ins Blut der feinen Darmkapillaren gelangen, quetschen sich bei der Persorption ganze lebende Zellen zwischen den Epithelzellen der Darmschleimhaut hindurch und dringen so ins Körperinnere ein. Man konnte nachweisen, daß an Tiere verfütterte Hefezellen wenig später über die Nieren ausgeschieden wurden und lebend und wohlbehalten im Urin erschienen. Das bedeutet, daß die Zellen der aggressiven Candida auf diesem Wege praktisch jedes Organ des Körpers erreichen und hier neue Pilzabsiedelungen verursachen können. So kann es möglich werden, daß der im allgemeinen nur oberflächlich wachsende Pilz in die Tiefe gelangt und die Organe durchwuchert. Doch wird dieses tragische Ereignis einer Organmykose nur bei ohnehin schon extrem abwehrschwachen, schwerkranken Patienten eintreten.

Sind die vorher schon erwähnten Pilzgifte, die Toxine, gelöste Substanzen, die bei guter Lebensweise und Darmtherapie rasch wieder ausgeschwemmt werden, so ist dieser direkte Befall der Organe durch die Candida-Geflechte eine lebensgefährliche Erkrankung bzw. eine lebensbedrohende Komplikation der ohnehin schon ernsten Grundkrankheit. Sie macht eine sofortige, eingreifende stationäre Behandlung notwendig.

– Eine letzte Besonderheit der Darmmykose gegenüber der Hautmykose muß noch erwähnt werden: Die Infektion der sensiblen *analen* und *urogenitalen* Region. Zwar können auch von jeder Hautstelle Pilzelemente weiter verschleppt werden, doch neigt die Darmmykose besonders zur Weiterverbreitung. Die Massen des Nahrungsbreies nehmen bei der innigen Durcharbeitung durch die Darmbewegungen im Vorübergleiten Pilzfäden und Sporen mit, bei starker Besiedlung mehr, bei geringem Befall weniger. Diese infektiösen Elemente werden mit dem Kot ausgeschieden. Dabei berührt der Stuhl den After, den Damm und eventuell weitere Hautpartien der unmittelbaren Umgebung. Es wurde bereits erwähnt, daß die Candida ein Pilz ist, der sowohl Haut als auch Schleimhaut befallen kann und das besonders gern dort tut, wo die eine in die andere übergeht. Darum wundert es nicht, wenn es bei den befallenen Patienten zu Hauterscheinungen rund um den After kommt: Rötung, Juckreiz, nässende, ekzemähnliche Entzündungen, kleine Einrisse, die besonders bei der Stuhlentleerung sehr schmerzhaft sein können. Dadurch wird der Vorgang schwierig, die Säuberung und hygienische Pflege unangenehm. Gar zu leicht breitet sich dieses durch keine Heil- oder Hämorrhoidensalbe beeinflußbare

»Analekzem« noch weiter aus. Die Gesäßfalte ist die nächste, feucht-warme Nische für die Candida. Auf der anderen Seite sind rasch die äußeren Geschlechtsorgane erreicht, die nicht nur bei der Frau, sondern auch beim Mann aufeinanderliegende, durch Schweißsekretion erweichte Hautpartien zur Ansiedlung bieten.

Bei der Frau ergibt sich die zusätzliche Möglichkeit der Einschleppung in die Vagina, die **Scheide**. Beim Geschlechtsverkehr werden Pilzelemente hineingebracht oder durch Tampons hochgeschoben. Bei intakter Besiedlung der Scheide mit den hierher gehörenden Schutzbakterien hat die Candida kaum eine Chance sich zu einer massiven Infektion auszuwachsen. Sie wird durch die Vaginalbakterien wieder hinausbefördert. Sind diese Schutzbakterien aber schon vermindert oder vorgeschädigt, ist die Abwehrkraft der Schleimhaut schon reduziert, dann kann es zu der oft sehr hartnäckigen Vaginalmykose kommen, die sich mit Ausfluß, Juckreiz oder brennenden Schmerzen bemerkbar macht. Besonders beim Verkehr ergeben sich dadurch Schwierigkeiten. Zwar kann es auch für derartige Symptome noch andere Ursachen, andere Erreger geben, doch ist bereits eine Darmmykose bekannt, so wird es sich aller Wahrscheinlichkeit nach in der Scheide um den gleichen Pilz handeln. Für den Partner besteht die Gefahr der Übertragung.

Beim Säugling bietet sich ein anderes Bild, das der **Windeldermatitis**. Durch den erweichenden Kontakt der Haut mit der feuchten Windel und den Kontakt mit dem infizierten Kot kann sich die Infektion rasch über den gesamten Windelbereich ausbreiten. Das Kind ist dabei durch den ständigen Juckreiz oder das Brennen bei jeder Bewegung erheblich in Mitleidenschaft gezogen. Darüber hinaus wird schon die Darmbesiedlung mit Candida das Gedeihen des Kleinen behindern. Hauterscheinungen, die über den Windelbereich hinausgehen und Brust, Kopf, Arme betreffen, sind meist im Sinne eines Mykids zu deuten.

Ursachen der Candida-Mykosen

Um eine Krankheit wirksam behandeln und dauerhaft heilen zu können ist es unerläßlich, ihre Ursachen und Auslöser zu kennen. Es wurde bereits erwähnt, daß eine Pilzerkrankung nur bei vorher bereits durch eine Grundkrankheit geschwächten Personen auftreten wird, daß sie also eine »Erkrankung des Erkrankten« ist. Das wird verblüffend

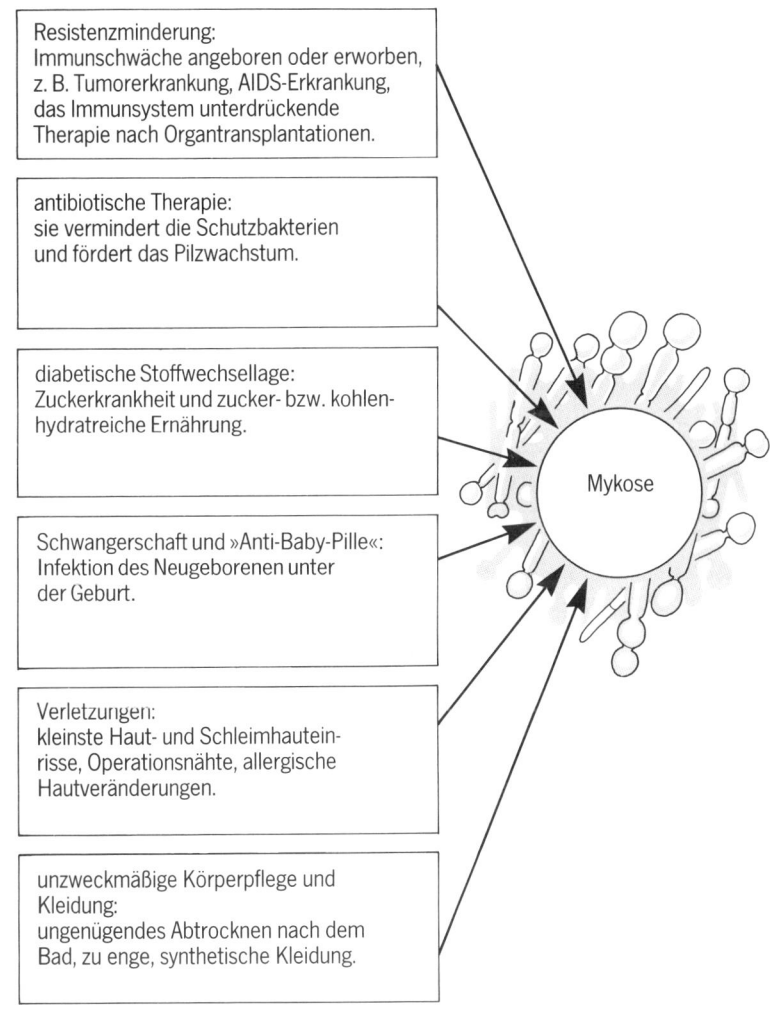

Resistenzminderung:
Immunschwäche angeboren oder erworben, z. B. Tumorerkrankung, AIDS-Erkrankung, das Immunsystem unterdrückende Therapie nach Organtransplantationen.

antibiotische Therapie:
sie vermindert die Schutzbakterien und fördert das Pilzwachstum.

diabetische Stoffwechsellage:
Zuckerkrankheit und zucker- bzw. kohlen- hydratreiche Ernährung.

Mykose

Schwangerschaft und »Anti-Baby-Pille«:
Infektion des Neugeborenen unter der Geburt.

Verletzungen:
kleinste Haut- und Schleimhautein- risse, Operationsnähte, allergische Hautveränderungen.

unzweckmäßige Körperpflege und Kleidung:
ungenügendes Abtrocknen nach dem Bad, zu enge, synthetische Kleidung.

klingen in den Ohren vieler Betroffener, die von ihrer Resistenzminderung, ihrer Leberschwäche, ihrer fehlerhaften Darmflora oder ihrer leichten Hormonstörung noch gar nichts wissen. Denn oft ist eine auftretende Candida-Infektion das erste Zeichen, das darauf hindeutet, daß dieser Mensch eben nicht mehr so ganz voll gesund und ausreichend abwehrstark ist. Man wird in jedem Fall gut daran tun, dieses erste Symptom ernst zu nehmen und nach der Ursache zu fahnden. Darum seien die wichtigsten Faktoren hier zusammengestellt.

≡ Resistenzminderung

Eine Abwehrschwäche des Organismus kann angeboren oder erworben sein, sie kann vorübergehend oder von Dauer sein. Die angeborene Abwehrschwäche im Sinne eines genetisch angelegten Immundefektes ist ein seltenes Ereignis. Diese Kinder müssen unter großem Aufwand vor jeder Infektion geschützt werden, was aber auf die Dauer eines normalen Menschenlebens kaum möglich sein wird.

Ganz normal aber ist die Immunschwäche bei jedem Neugeborenen. Sein Immunsystem ist zur Zeit der Geburt noch nicht voll ausgereift. Es wird in den ersten drei Monaten aufgebaut und beginnt erst dann, zu funktionieren und zu lernen. Alles, was der kleine Mensch in diesen noch ungeschützten drei Monaten zur Infektionsabwehr braucht, bezieht er aus der Muttermilch. In dieser Hinsicht ist sie durch keine künstliche Nahrung zu ersetzen. Diese Zufuhr an mütterlichen Immunkörpern sorgt für die Gesundheit und Resistenz des Kindes. Selbst die vielzitierte Schadstoffbelastung der Muttermilch kann diesen Vorteil nicht mindern. Hinzu kommt noch, daß sich nur unter der Brusternährung beim Kind eine gesunde Besiedelung mit Darmbakterien herausbilden kann. Nur so können sich im Darm des Säuglings die notwendigen Schutzbakterien, die Acidophilus- und vor allem die Bifidum-Bakterien vermehren und ausbreiten, die in der Lage sind, das Eindringen und die Vermehrung der Candida zu verhindern. Das Stillen über mindestens drei Monate, besser mehr, ist für das Kind eine ganz wichtige Hilfe für sein weiteres Leben.

Schwierig aber wird es, wenn auch die Mutter bereits in ihrer Resistenz geschwächt ist, so daß sie ihr Kind nicht mehr mit den nötigen Antikörpern versorgen kann. In diesen Fällen und bei eventuell notwendig werdender künstlicher Ernährung wird man auch bei Neugeborenen schon den Mund-Soor, die weißen »Schwämmchen« finden können und behandeln müssen.

Im späteren Leben können vorübergehende Abwehrschwächen das Gleichgewicht zwischen Organismus und Candida zugunsten der letzteren verschieben. Schwere Unfälle oder Operationen können das Aufflackern der Pilzinfektion begünstigen. Auch seelische Verletzungen, Kummer, Ängste und Sorgen wirken mindernd auf die Abwehrkraft.

Doch kann infolge einer schweren Grundkrankheit auch der Einsatz von Medikamenten notwendig werden, die das Immunsystem in seiner Funktion dämpfen. Das Cortison und seine Verwandten sind dafür bekannt und bewährt. Bei Asthma und Allergien sind sie oft unentbehrlich. Sie verhindern die entzündlichen Reaktionen des Bindegewebes – aber damit auch seine Abwehrfunktionen gegenüber Bakterien und Pilzen. Ganz ähnlich wirken die Zytostatika, die das krankhafte Tumorwachstum verhindern sollen. Auch die Röntgenbestrahlung kann ähnliche Effekte haben. Schwerkranke werden mit einer solchen Resistenzminderung leben müssen. AIDS-Patienten gehören dazu sowie auch Patienten, die eine Organtransplantation bekommen haben. Bei ihnen muß die Abstoßungsreaktion mit einer solchen immundämpfenden Medikation verhindert werden. All diese Kranken werden immer wieder einmal mit einer Candida-Infektion zu tun haben. Sie werden immer wieder einmal eine antimykotische Therapie brauchen.

≡ Antibiotika

Kaum je hat eine Entdeckung die Medizin so revolutioniert wie die der Antibiotika. Ungezählte Menschenleben konnten durch diese Bakterien-Killer gerettet werden. Bisher unheilbare Infektionen sind heilbar geworden, seit es sie gibt. »Anti-Bios« heißt »gegen das Leben«. Gemeint ist das Leben der Bakterien.

Die Entdeckung des ersten Antibiotikums, des Penizillins, ist Legende geworden, die hier erzählt werden muß.

Eines Tages im Jahre 1928 ereignete sich in einem bakteriologischen Laboratorium in England jener ärgerliche Zwischenfall, der in allen bakteriologischen Laboratorien der Welt gelegentlich passiert: Die Nährbodenplatten, auf denen die Bakterienkulturen über Nacht im Brutschrank hätten wachsen sollen, waren verschimmelt. Von irgendwoher müssen ein paar Schimmelpilzsporen hereingeweht worden sein, als man die Platten beimpfte. Wie gesagt, das kann bei aller Sorgfalt schon einmal passieren, jeder Bakteriologe weiß das. Da kann man nur die verschimmelten Platten vernichten und die Kulturen alle noch einmal ansetzen. Nicht tragisch, aber doch ärgerlich.

Warum hatte sich noch niemand, der je verschimmelte Platten sah, Gedanken gemacht über das, was er da sah? Warum blieb es Dr. Alexander Fleming (1881–1955) vorbehalten, aus dem, was er da sah, die logischen Konsequenzen abzuleiten?

Überall da, wo sich kein Schimmelpilz festgesetzt hatte, wuchsen die überimpften Bakterien gut und ungestört. Aber stets da, wo ein Schimmelpilz wuchs, gab es keine Bakterien mehr. Ja, um jede Schimmelpilz-Kolonie herum hatte sich ein breiter freier Raum, ein leerer Hof gebildet, gewissermaßen ein Niemandsland, in das die Bakterien nicht vordringen konnten. Alexander Fleming schloß aus diesen Hemmhöfen auf einen Stoff, der von den Schimmelpilzen ausgehen mußte und der offensichtlich die Bakterien am Weiterwachsen hinderte. Diesen Stoff suchte und fand er und nannte ihn, da er dem Schimmelpilz Penicillium entstammte, »Penizillin«.

Das war die Geburtsstunde der Antibiotika-Ära. Für diese revolutionierende Entdeckung wurde Sir Alexander Fleming geadelt und erhielt 1945 den Nobelpreis.

Seitdem ist die Medizin eine andere gworden. Dem Penizillin folgten bald das Streptomycin (aus dem Pilz *Streptomyces*) und immer neue und andere Antibiotika. Heute gibt es kaum noch Infektionen, die nicht behandelbar wären, von der Mandelentzündung über die Syphilis bis zum durchgebrochenen Wurmfortsatz, von der Akne über die Lungenentzündung bis zur Cholera. Die Antibiotika sind zu einem der Stützpfeiler der modernen Medizin geworden.

Diese Vorzüge und der Segen der Antibiotika sind allenthalben bekannt. Bedacht werden muß aber, daß sie auch Schattenseiten haben. Die Antibiotika hemmen wirkungsvoll das Bakterienwachstum – aber sie können nicht unterscheiden zwischen Gut und Böse. Sie hemmen die Bakterien, die uns krank machen genauso, wie jene Bakterien, die wir zum Leben brauchen, unsere Schutzbakterien. Da wären vor allem jene milchsäurebildenden Bakterien (Lactobakterien) zu nennen, die unseren Darm besiedeln oder doch besiedeln sollten: Die *Acidophilus*-Bakterien im Dünndarm und die ihnen verwandten *Bifidum*-Bakterien im Dickdarm. Acidophilus lebt in dem noch Sauerstoff enthaltenden Speisebrei des Dünndarms, Bifidum ist spezialisiert auf den inzwischen sauerstofffreien Inhalt des Dickdarms. Diese beiden Bakterienarten bilden Milchsäure. Sie säuern damit den Darminhalt an und verhindern so das Überwuchern giftiger Bakterienarten und das Aufsteigen der bekanntesten Darmbakterien, der *Coli*-Bakterien. Wir brauchen die Coli-Bakterien in den untersten Darmabschnitten. In den oberen dagegen sind sie unerwünscht, weil sie da nur Schaden anrichten können. Die Milchsäurebildner sorgen also für eine gute Ausgewogenheit unter den vielfältigen Völkern der Darmbakterien. Beim brustgestillten Säugling überwiegen diese Laktobakterien sogar bei weitem, beherrschen und dezimieren alle anderen, eindringenden Keime und verhindern Durchfälle und Gedeihstörungen.

Dieses ökologische Gleichgewicht wird durch die Antibiotika erheblich gestört. Denn auch diese zum Leben und Gesundsein wichtigen Bakterienarten sind empfindlich gegen die Hemmstoffe. So z. B.

auch die bereits erwähnten Coli-Bakterien. Sie sind notwendig für den Abbau des Darminhaltes, zur Bildung von lebensnotwendigen Vitaminen und zur Stärkung des Immunsystems. Ihre Verminderung oder Schädigung macht sich zwar nicht sofort im Prozeß der Verdauung bemerkbar. Sie kann zunächst verkraftet werden, denn der Coli-Stamm ist in der Lage, sich aus sich selbst zu regenerieren. Doch kann er bei wiederholten Schädigungen genetische Veränderungen erleiden, die dann im Laufe des Lebens doch zu bleibender Schwäche des Verdauungssystems führen können. Ganz anders die Acidophilus- und Bifidum-Bakterien. Sie werden durch die antibiotische Therapie vernichtet. Sie können sich nicht wieder erholen und von selbst erneut vermehren. Sie sind auf die ständige Zufuhr durch die Nahrung, vor allem durch die Milch, angewiesen. Und die bleibt aus. Denn unsere heutige Milch ist pasteurisiert, sterilisiert, ultrahocherhitzt und garantiert keimfrei. Lediglich bestimmte Sauermilch-, Quark- und Joghurtprodukte sind durch milchsäurebildende Bakterien wiederbelebt. Man muß nur gezielt danach suchen.

So bleibt der Organismus nach einer antibiotischen Therapie zwar befreit von seinen Krankmachern, aber auch ärmer an Abwehrfähigkeit zurück. Und hier setzt ein weiterer verhängnisvoller Effekt ein: lebten bisher im Darm Bakterien und Pilze in einem ausgewogenen Gleichgewicht zusammen, in dem einer den anderen am Überwuchern hinderte, so gibt die Dezimierung und Schädigung der Bakterien jetzt den Pilzen die Bahn frei. Sie sind in ihrer Vermehrung kaum noch aufzuhalten. Im Gegenteil, die Antibiotika sind nicht nur Bakterienhemmstoffe, sie wirken auch wie Pilzwuchsstoffe. Sie machen den Pilzen nicht nur den Weg frei zur ungehemmten Vermehrung, sie stimulieren auch noch ihr Wachstum. Das sind die Gründe, warum die Candida-Arten, sind sie erst einmal in den Darm eingewandert, durch eine antibiotische Therapie geradezu gefördert werden – und das nicht nur im Darm, sondern an jeder anderen möglichen Stelle des Körpers auch.

Darüber hinaus ist auch eine allgemein resistenzmindernde Wirkung der Antibiotika auf den Gesamtorganismus nachgewiesen. Also auch von dieser Seite her ein geschwächter Widerstand gegen die Candida. Zusammen mit einer durch diese Therapie verursachten Reizung und Auflockerung der obersten Epithelschichten der Darmschleimhaut wird ihr das Eindringen und Vordringen in tiefere Gewebs-schichten erleichtert.

Aber auch andere resistenzmindernde, immunsupprimierende Behandlungen, z.B. mit Cortison, starken Krebsmedikamenten oder Röntgenbestrahlungen steigern die Empfänglichkeit für Pilzerkrankungen. Dieser zunehmende Einsatz der inaktivierenden Medizin ist einer der schwerwiegendsten Gründe für die gefährlich steigende Zahl der Candida-Mykosen. Der Arzt wird in seiner Therapie diesen Faktor berücksichtigen, indem er da, wo es noch möglich ist, durch vorsichtig aktivierende Maßnahmen die körpereigene Abwehrkraft anregt und trainiert.

≡ Ernährung

Zu den häufigsten Candida-Patienten gehören die Diabetiker, die Zuckerkranken. Die Zuckerkrankheit bietet den Hefepilzen, zu denen die Candida-Arten gehören, den Nährboden, den sie lieben. Das ist leicht zu verstehen. Die Hefepilze leben von Zucker in jeder Form, z.B. von Rohr- oder Rübenzucker, von Traubenzucker, von Fruchtzucker, usw. Es wurde schon erwähnt (s. S. 15, 24), daß die Fähigkeit, Zucker zu Kohlendioxyd und Alkohol zu vergären, in der Nahrungszubereitung genutzt wird, zum Backen, zum Brauen usw. Jede Hausfrau weiß, daß die Backhefe sofort mit ihrer Stoffwechseltätigkeit beginnt, sobald man ihr in feucht-warmem Milieu ein kohlenhydrathaltiges Nährsubstrat (Kuchen- oder Brotteig) anbietet. Der süße Kuchenteig sagt der Hefe noch mehr zu als der weniger zucker- als vielmehr stärkehaltige Brotteig. Stärke ist auch ein Kohlenhydrat, aber sie ist schon etwas schwerer abbaubar. Dabei gibt es durchaus noch einen feineren Unterschied: Feinmehlprodukte sind für die Hefe ein immerhin noch besserer Nährboden als die Vollkornmehle.

Genau den gleichen Gärungsstoffwechsel vollzieht auch die Candida im menschlichen Organismus. Am liebsten da, wo ihr reichlich Zucker zur Nahrung geboten wird: bei den Diabetikern, deren Blutzuckergehalt infolge einer Schwäche der Bauchspeicheldrüsenfunktion erhöht ist. Bietet schon der normale Zuckergehalt des Blutes und der

Körpergewebe eine nahrhafte Grundlage für die Candida-Pilze, so natürlich der auf das Doppelte oder mehr gesteigerte Zuckergehalt des Diabetikers um so mehr. Nicht selten ist es der plötzlich entdeckte Candida-Befall einer Haut- oder Schleimhautpartie, die als erstes Symptom auf die bisher unbekannte Zuckerkrankheit hinweist.

Hinzu kommt noch erschwerend, daß gerade die Diabetiker einen großen Süßhunger haben. Zwar bemüht sich der Arzt, den Zuckerstoffwechsel seines Patienten durch Ernährungsrichtlinien und Medikamente in den Griff zu bekommen, wobei Süßigkeiten jeglicher Art selbstverständlich verboten sind. Doch gerade die älteren Herrschaften mit ihrem Altersdiabetes schaffen es meist kaum, unangefochten an der Konditorei vorbei zu kommen. Es ist, als ob dieses Symptom des Süßhungers ein charakteristisches Symptom der Zuckerkrankheit ist: Je schwächer die Bauchspeicheldrüse, desto stärker das Verlangen nach Süßem. Dem behandelnden Arzt gesteht man selbstverständlich seine »kleinen Sünden« nicht ein, nach dem alten Motto: »Einmal ist keinmal«. So kann man z. B. hören: »Heute darf ich aber keinen Kuchen essen, denn morgen bin ich zur Zuckerprüfung bestellt.« – Aber gerade die verführerischen Zwischenmahlzeiten sind es, die den Blut- und Gewebszuckerspiegel steil ansteigen lassen. Und jeder Anstieg ist ein Wachstumsschub für die Candida. Ihre Nester im Darm breiten sich in wenigen Stunden aus, die vermehrte Alkoholproduktion belastet die Leber, die Kohlensäurebildung verursacht vermehrt Darmgase, die gesteigerte Toxinbildung erreicht den gesamten Organismus. Kein Wunder, daß die candidainfizierten Haut- und Schleimhautpartien jedem Behandlungsversuch trotzen.

Die Kenntnis dieser Zusammenhänge ist jedoch nicht nur für den Diabetiker wichtig. Sie muß auch von allen anderen Candida-Patienten ernst genommen werden. Auch bei Nicht-Diabetikern reicht der Anstieg des Zuckerspiegels im Blut nach dem Genuß von Kuchen, Torten, Schokolade, Eis und allen anderen Süßigkeiten aus, um die Heilung der Candidose zu erschweren und zu immer neuen Rückfällen zu führen, die sowohl den Patienten wie auch den behandelnden Arzt zur Verzweiflung bringen können. Der richtigen Ernährung wird darum im Rahmen der Behandlung eine wichtige Rolle zukommen (s. S. 54).

☰ Hormone

Eine weitere Gruppe von Personen, die stark zur immer wiederkehrenden Candida-Infektion neigt, sind schwangere Frauen. Offenbar
spielen bestimmte Hormone, wie hier z. B. die Schwangerschaftshormone, eine wegbereitende Rolle für die Candida. In der Schwangerschaft ist
das Körpergewebe der Frau aufgelockert, weicher, was sicher für den
Geburtsvorgang seinen Sinn hat. Die Schleimhäute sind feuchter, gleit-
fähiger. Die Epithelzellen der Scheide enthalten mehr Hormone und
Glykogen als zu nichtschwangeren Zeiten. Glykogen ist eine Zucker-
form, die der menschliche und tierische Organismus zu Speicherzwek-
ken selbst aufbaut. Das alles sind Veränderungen im Körper der Frau,
die hormonal bedingt sind und die der Hinwendung auf das werdende
Leben und der Vorbereitung der Geburt dienen. Leider aber profitiert
von diesen Veränderungen auch die Candida. Hat sie einmal Eingang in
die Geburtswege gefunden (man hat sie bei 30% der Schwangeren in der
Scheide nachweisen können), so findet sie hier besonders gute Lebens-
und Vermehrungsbedingungen.

Für die werdende Mutter ist die Scheideninfektion lästig – für
das Neugeborene kann sie gefährlich werden. Denn das Kind wird unter
der Geburt mit diesen Erregern in Berührung kommen, wird, noch ehe
es ganz auf dieser Welt ist, schon candidainfiziert sein. Und seine noch
nicht ausgebildete Resistenz und sein feuchtwarmes lockeres Gewebe
werden dem Pilz wieder einen guten Nährboden bieten. So beginnt der
Infektionszyklus wie gehabt: Haut – Mund – Magen – Darm – Haut.
Eine schwere Hypothek, bevor noch das kleine Leben recht begonnen
hat.

Eine Schwangerschaft kann aber auch medikamentös vorge-
täuscht werden, mit allen Konsequenzen auf den Körper der Frau, für
ihre Gewebsveränderungen, für ihre Infektionsbereitschaft gegen die
Candida – nur eben ohne Kind. Das ist der Fall bei allen Frauen und
Mädchen, die die »Anti-Baby-Pille« einnehmen. Diese Ovulationshem-
mer (Ovulation = Eisprung) sind Schwangerschaftshormone. Genau wie
die natürlichen Schwangerschaftshormone verhindern sie den Eisprung
zwischen der einen und der nächsten Periode. Eine Schwangere hat
keinen Eisprung mehr, sie kann also in der Zeit ihrer Schwangerschaft

nicht noch ein zweites Mal befruchtet werden. Diesen Effekt macht man sich mit der »Anti-Baby-Pille« zunutze: durch die Gabe des Schwangerschaftshormons wird der Körper »auf Schwangerschaft« umgestellt. Es gibt keinen Eisprung, es gibt also auch keine Befruchtung. Dieser Effekt ist der beabsichtigte. Unbeabsichtigt, aber nicht zu verhindern, ist der andere Schwangerschaftseffekt, die Empfänglichkeit für immer wiederkehrende, hartnäckige Candidainfektionen.

Mit dem Hormonhaushalt zusammenhängen muß offenbar auch die Tatsache, daß es bei ganz jungen Mädchen vor der ersten Periode Candida-Infektionen der Scheide praktisch nicht gibt. Auch bei der alternden Frau nach den Wechseljahren erlebt man sie kaum.

≡ Verletzungen

Normalerweise dringt die Candida nicht durch die intakte Haut. Doch kann bereits eine Erweichung der obersten Zellschichten durch dauernde Feuchtigkeit den Pilzen das Eindringen ermöglichen. Daher rühren die schon erwähnten Candida-Infektionen in feuchten Hautfalten und Nischen.

Aber auch Verletzungen der Oberhaut oder der Schleimhaut können den Erregern den Weg ebnen. So kann es nach unsachgemäßer Maniküre zu langwierigen Nagelbettvereiterungen kommen. Erwähnt wurden bereits die Soorstippchen, die nach Zahnoperationen auf den Wundrändern und in den Stichkanälen des Nahtfadens entstehen können. Dieses Ereignis setzt natürlich eine vorher schon infizierte Mundhöhle voraus, auch wenn sie noch nicht krankhaft in Erscheinung trat. Genauso verhält es sich mit anderen Verletzungen und Druckstellen, die da, wo die Candida schon anwesend war (wenn auch noch unspürbar), zu akuten Infektionen führen können, z. B. unter der Zahnprothese oder auch unter einem Intrauterinpessar.

In der Luftröhre kann der Intubationsschlauch, der während der Narkose bei größeren Operationen eingeführt werden muß, kleinste Schleimhautverletzungen verursachen, die für das Eindringen der Candida den Boden bereiten. Diese Soorinfektionen der Luftröhre heilen unter entsprechender Behandlung während der Genesung des Patienten wieder ab. Genauso wirken sich kleinste Verletzungen der Scheidenschleimhaut aus. Jede Candida-Patientin weiß, daß lange therapeutische Bemühungen, die zu dem Eindruck der Ausheilung der Scheideninfektion führten, mit dem ersten Intimkontakt wieder zunichte gemacht werden können. Denn bei jedem Verkehr kann es zu kleinsten Einrissen der Vaginalschleimhaut kommen, die dann ein erneutes Aufflackern der alten Entzündung zur Folge haben können.

Zu den Verletzungsmöglichkeiten der Oberhaut gehören auch die Kontaktallergien. Kosmetika, Seifen, Badeöle, die nicht vertragen werden, verursachen eine Reizung der obersten Epithelschichten. Auf dieser gereizten, eventuell schon entzündeten Haut siedelt sich dann sekundär die Candida mit großer Vorliebe an. So kann es zu monatelangen vergeblichen antimykotischen Therapien kommen, weil die eigentliche Ursache der Vorschädigung der Haut durch ein Allergen nicht bedacht und gleichzeitig ausgeschaltet wird, weil die gleiche, nicht vertragene Seife, das gleiche Intimspray immer noch weiter benutzt werden. Da müssen Arzt und Patient(in) zu Detektiven werden.

Besonders tragisch ist es, daß gelegentlich solch hochakute Candida-Infektionen im Genitalbereich und manchmal weit darüber hinaus nach einer gynäkologischen Untersuchung auftreten können. Manche Frauen vertragen die dort angewendeten Desinfektionsmittel nicht. Es gibt auch Allergien gegen die Gummihandschuhe des Arztes oder gegen den Puder, mit dem sie behandelt wurden. Wenn die Scheide schon vorher candida-besiedelt war, kann es bei einer solchen allergischen Reizung zum Aufflammen der Infektion kommen. Darum ist es gut, schon vor der Untersuchung eine eventuelle Allergiebereitschaft dem Arzt mitzuteilen. Er wird darauf Rücksicht nehmen. In den meisten Praxen sind heute sowieso nicht-allergisierende Einmal-Handschuhe in Gebrauch, so daß solche Ereignisse kaum noch zu befürchten sind.

Ein ganz ähnliches Problem ist die bereits erwähnte (s. S. 28) Windeldermatitis der Säuglinge. Genügt schon die warme Feuchtigkeit, um die Babyhaut zu erweichen und der Candida-Infektion im Windelbereich Vorschub zu leisten, so kann mitunter eine Allergie die Situation noch verschlimmern. Vom Badeöl über die Seife bis zum Weichspüler, mit dem die Windel in bester Absicht gespült wurde, kann die Palette der Möglichkeiten reichen. Auch die heute gebräuchlichen Wegwerfwindeln sind nicht alle gleich in ihrer Herstellung und Präparation. Und da es buchstäblich nichts gibt, wogegen es bei dem einen oder anderen Menschen nicht zu einer Allergie kommen könnte, so lohnt sich in jedem Fall der Versuch, auf andere Präparate, andere Fabrikate umzustellen, die weniger feuchtigkeitsstauend, weniger allergisierend wirken (z. B. Lotties Wickelsysteme) und zudem noch umweltschonend sind.

≡ Unzweckmäßige Körperpflege

Insgesamt können unzweckmäßige Körperpflege und Kleidung einen erheblichen Ursachenfaktor für das Angehen und die Ausbreitung einer Candida-Infektion darstellen. Bei den gefährdeten Personenkreisen können sie durchaus in der Lage sein, einer Infektion den Weg zu ebnen und Anlaß zu immer neuen Rückfällen zu sein.

Aus diesem Grund soll auf die notwendigen Hygienemaßnahmen im Kapitel über die Vorbeugung (s. S. 75 ff.) detaillierter eingegangen werden.

Wie wird eine Candida-Infektion festgestellt?

Der Verdacht auf eine Pilzinfektion ist nicht schwierig zu erheben, wenn die Lokalisation auf der äußeren Haut liegt und das Erscheinungsbild der typischen Ausprägung entspricht. Schwieriger ist es schon, bei anderweitigen Hauterkrankungen, hartnäckigen untypischen Entzündungen, allergischen Hautreaktionen, unheilsamen Geschwüren an das zusätzliche Überwuchern durch einen Hefepilz zu denken. Gänzlich schwierig aber wird es, wenn der Patient über unklare, uncharakteristische Allgemeinsymptome klagt wie z. B. Bauchschmerzen, Blähungen, Durchfälle, Schwindel, Depressionen, Gelenkbeschwerden, die allesamt auch durch viele andere Ursachen bedingt sein können. Hier neben der selbstverständlichen Erwägung all dieser Möglichkeiten auch an eine eventuelle Candidose des Darmes zu denken, kann den Leidensweg des Kranken entscheidend abkürzen.

Glücklicherweise wissen die Ärzte heute schon sehr viel mehr über diese heimtückische Krankheit als noch vor wenigen Jahren, als die Zusammenhänge zwischen Candida und Allgemeinbeschwerden noch so gut wie unbekannt waren. Darum wird das Darandenken für den Arzt der erste wichtige Schritt zur Diagnose sein. Er wird die daraufhin notwendigen Fragen nach Diabetes, Schwangerschaft, Anti-Baby-Pille, nach Kostgewohnheiten, nach Antibiotika-Behandlungen in der Vorgeschichte, nach Cortison-Behandlung, Röntgenbestrahlung, Tumortherapie stellen. So wird sich ihm der Verdacht auf eine Candidose entweder verdichten oder zerstreuen. Sollten mehrere dieser Faktoren zusammenkommen, die eine Candida-Infektion wahrscheinlich machen, so wird der Arzt zur Abklärung die klinische Diagnostik veranlassen.

Dazu wird er pilzverdächtiges Material vom Patienten entnehmen und an ein spezialisiertes Labor einsenden. Dabei wird er den Wunsch nach einer Untersuchung auf Pilze deutlich auf dem Begleitzettel vermerken, denn die üblichen Nährböden, die in einem großen Routinebetrieb angesetzt werden, reichen nicht aus. Der Untersucher muß das Material auf spezielle Pilznährböden ausbringen, wenn die Diagnose klar werden soll.

Dabei wird die Einsendung per Post immer ihre Probleme haben. Auch bei Vermeidung eines Wochenendes wird die Probe doch ein bis mehrere Tage unterwegs sein. Das tut ihrer Frische und damit der diagnostischen Ausbeute doch manchmal Abbruch. Große Sommerhitze oder eisige Winterkälte unterwegs können ebenfalls verfälschend wirken. Wenn die Möglichkeit besteht, das Material durch einen Boten überbringen zu lassen, so sollte man das tun. Per Post muß die Sendung als medizinisches Untersuchungsmaterial gekennzeichnet sein und möglichst am frühen Morgen per Expreß aufgegeben werden. Dann wird sie in ausreichend kurzer Zeit im Labor eintreffen.

Dennoch: ein positiver Pilzbefund kann als ein klares »ja« gelten, einen negativen Befund wird man dagegen immer mit einem Fragezeichen versehen müssen. Denn die Frage bleibt: ist unsere Probe noch mit nachweisbaren, lebensfähigen Keimen dort angekommen? Bei begründetem Verdacht auf das Bestehen einer Candidose trotz negativen Befundes empfiehlt es sich durchaus, die Einsendung zu wiederholen.

Das einzusendende Material wird je nach Lokalisation zu entnehmen sein. Die Gewinnung von Hautschuppen oder Haaren wird stets vom Arzt vorgenommen werden. Auch der Scheidenabstrich obliegt ihm. Unannehmlichkeiten bei der Entnahme sind in keinem Fall zu befürchten.

Die Mithilfe des Patienten aber ist gefordert, wenn es um die Gewinnung von Speichel oder – z. B. bei dem Verdacht auf eine Candida-Besiedelung der Luftröhre oder der Bronchien – von Auswurf geht. Den Speichel kann man noch ein paarmal durch die Zähne ziehen, um die Pilzausbeute zu erhöhen. Schwieriger ist die Gewinnung von Auswurf (Sputum). Er muß aus den Bronchien hochgehustet werden und sollte nicht nur aus Speichel bestehen. Ihn herauszubringen fällt manchen Patienten schwer. – Um den hochgehusteten Auswurf nicht mit eventuellen Pilzen aus der Mundhöhle zu beladen und so zu einem fälschlicherweise positiven Ergebnis zu kommen, empfiehlt es sich, die Mundhöhle vor dem Hochhusten mit einem pilztötenden Mittel auszuspülen. Danach muß dann noch einmal mit klarem Wasser nachgespült werden, damit die im Sputum gesuchten Pilze beim Passieren der Mundhöhle nicht auch gleich mit abgetötet werden.

Ganz auf sich gestellt aber ist der Kranke bei der Gewinnung seiner Stuhlprobe. Weil man dabei viel falsch machen kann, soll hier etwas detaillierter darauf eingegangen werden.

Der Arzt wird seinem Patienten ein Stuhlröhrchen mitgeben mit der Anweisung, von der nächsten Stuhlentleerung eine Probe aufzunehmen, hineinzutun und mitzubringen. Das Röhrchen, das in der äußeren Umhüllung steckt, trägt an seinem Stopfen ein Löffelchen. Die Öffnung des Röhrchens ist schon nicht groß, der kleine Löffel wird kaum mehr als die Menge einer Haselnuß hineinbefördern können, wenn der Rand nicht so verschmiert sein soll, daß die arme Laborantin bei der Weiterverarbeitung ihre Schwierigkeiten bekommt. Die kleine Menge also, die hier hineinzupraktizieren ist, soll nun die Diagnose erbringen. Die Candida aber wächst im Darm in Nestern. Nicht in jeder Partie des Kotes wird sie zu finden sein. Darum ist es wichtig, mit dem Löffelchen zuerst den Stuhl gründlich umzurühren, um dann Winzigkeiten von 8–10 Stellen aufzunehmen. So kann man die Wahrscheinlichkeit, ein exaktes Ergebnis zu bekommen, erheblich steigern. – Was aber tun, wenn man nur über ein Tiefspülklosett verfügt, in dessen Tiefen die Körperprodukte sofort entschwinden? Da muß man wohl das gute alte Nachttöpfchen reaktivieren…

Eine ebenso einsame Patientenaktion ist die Entnahme einer Urinprobe. Wenn man es absolut exakt machen wollte, so müßte man den Urin, ehe er die äußeren Genitalien passiert, wo er alle möglichen Keime aufnimmt, direkt aus der Blase gewinnen. Das würde bedeuten, daß man einen Katheter legen müßte. Um dem Patienten diesen Eingriff zu ersparen, bittet man ihn um den sogenannten Mittelstrahl-Urin. Dazu läßt man den ersten Teil des Urins in die Toilette ablaufen, füllt mit dem zweiten Teil das Proberöhrchen und läßt den letzten Teil wieder ablaufen. So gewinnt man das mittlere Drittel zur Untersuchung in der Hoffnung, so einen möglichst sauberen, unveränderten Urin einsenden zu können.

In jedem Fall wird der Arzt die Bestimmung der Erreger *vor* dem Beginn einer Therapie durchführen. Es geht dabei nicht um die akademische Frage, ob es sich in diesem speziellen Fall um *Candida albicans* oder *Candida tropicalis* oder *Candida glabrata* handelt. Es geht vor allem um die Frage, welches der zur Verfügung stehenden antimykotischen Mittel in eben diesem Fall das wirksamste ist. Denn auch das prüft das Labor: Gegen welches Mittel ist der hier gezüchtete Pilz am empfindlichsten? Dabei zeigt es sich, daß nicht einmal *Candida albicans* gleich *Candida albicans* ist. Es gibt auch innerhalb dieser einen Art noch Variationen, die manchmal anders behandelt werden müssen.

Gewiß wird man im allgemeinen bei einem Fußpilz keinen großen diagnostischen Aufwand treiben. Für seine Behandlung hat jeder Arzt seine Routinetherapie. Und wenn das meistverordnete Medikament in einem Fall wirkungslos bleiben sollte, so geht man eben auf ein anderes über. Und doch kann es geschehen, daß ein heute noch so »gesunder« Fußpilzpatient irgendwann einmal an seiner Candidose ernsthafter erkrankt. Dann ist es ein großer Vorteil, Erreger- und Resistenzbestimmung zur Hand zu haben und sofort mit der geeignetsten Therapie beginnen zu können. Wenn erst einmal eine antimykotische Therapie durchgeführt wurde, wird es kaum noch möglich sein, genügend vitale, vermehrungsfähige Candida-Keime zur Diagnostik zu gewinnen.

Es gibt Candida-Patienten, die eine regelrechte Allergie gegen ihre Pilze entwickelt haben. Um das abzuklären, macht der Arzt eine Hauttestung: Ein Tropfen Candida-Antigen wird in die oberste Hautschicht injiziert. Bei einer bestehenden Candida-Allergie wird es an der Injektionsstelle zu einer Reaktion kommen, zu einer stärkeren oder schwächeren Rötung und/oder einer Knötchenbildung. So kann sich der Arzt Gewißheit verschaffen und eventuell sogar Zusammenhänge mit anderen Körpersymptomen abschätzen.

Zuweilen sind Candida-Patienten sogar gegen alle Hefen allergisch, also auch gegen Back- und Bierhefen. Das zu wissen ist wichtig für die Therapieplanung und für die Ernährungsplanung. In schweren Fällen dehnt sich die Allergie, die nun Parallergie genannt wird, auch auf Schimmelpilze aus. Auch das kann man testen, und auch das wird für die heilende Ernährung zu berücksichtigende Konsequenzen haben.

Wie wird eine Candida-Infektion behandelt?

Jede Candida-Erkrankung macht eine Therapie notwendig, gleichgültig, ob es sich »nur« um eine kleine, oberflächliche Hautinfektion, eine Scheideninfektion oder um eine tiefe, lebensgefährliche Organmykose handelt. Candida-Pilze, insbesondere *Candida albicans*, gehören nicht in den menschlichen Organismus. Sie gehören nicht zu unserer normalen Begleitflora, mit der wir leben müssen, oder die wir gar zum Leben brauchen. Auch sonst gesunde Menschen sollten sich dieser ungebetenen Gäste entledigen, denn selbst wenn sie noch zu keinerlei Erkrankung geführt oder nur geringfügige Erscheinungen verursacht haben, können sie doch jederzeit gefährlich werden. Sie warten nur darauf, bei der nächsten Schwäche der Abwehrkraft in tiefere Gewebsschichten vordringen zu können. Das ist der eine Gesichtspunkt für die Notwendigkeit einer Therapie.

Genauso wichtig ist ein zweiter Grund: Man wird durch die geeignete, dem Stadium der Infektion entsprechende Therapie verhindern, zur Infektionsquelle für die Mitmenschen zu werden. Denn niemand kann wissen, ob nicht gar in der nächsten Umgebung ein abwehrschwacher, kranker oder alter Mensch durch eine Candida-Infektion in ernste Gefahr gerät.

Bei der Therapieplanung wird der Arzt mehrere Aspekte berücksichtigen:

- die Behandlung der Grundkrankheit,
- die antimykotische Therapie,
- die Ernährung,
- die Mikrobiologische Therapie,
- die Steigerung der Abwehrkräfte.

≡ Behandlung der Grundkrankheit

Die Frage, warum es im speziellen Fall überhaupt zu einer Candidose kommen konnte, sollte immer gestellt werden. Ohne die Beantwortung dieser Frage wird es keine erfolgreiche Therapie geben. Dabei wird der Bogen weit zu spannen sein.

Bei einem immer wiederkehrenden *Fußpilz* kann es sich einfach um die zu oberflächliche Handhabung hygienischer Regeln handeln. Oder spielt auch eine Fehlernährung eine Rolle? Oder deutet die Mykose doch schon auf eine tiefergreifende gesundheitliche Störung hin? – Die *Faulecken* in den Mundwinkeln, die dem Arzt schon von weitem auffallen, sind oft Anlaß zur Entdeckung einer bislang unbekannten Zuckerkrankheit. Oder ist der Diabetes schon bekannt, aber nicht optimal diätetisch und medikamentös eingestellt?

Juckreiz in der Scheide? Ausfluß, der wund macht? Man sollte sich nicht damit beruhigen, sich das »schon wieder« im Schwimmbad geholt zu haben. Denn zum einen schwimmen die Candida-Pilze nicht einfach so im großen Becken herum und warten auf Frauen, die sie überfallen können. Und zum anderen konnte festgestellt werden, daß es sich bei diesen »Schwimmbad-Infektionen« fast ausnahmslos um genau den Candida-Stamm handelt, den die Patientin bereits im eigenen Darm beherbergt. Es handelt sich also in den wenigsten Fällen um eine Fremdinfektion, um eine Neuinfektion, sondern meist um immer wieder die gleiche Eigeninfektion. In diesen Fällen werden Fragen der Intimhygiene zu klären sein. Auch wird man bei Frauen, die die »Anti-Baby-Pille« nehmen, überlegen müssen, ob man die auf diese Weise geförderten Candida-Erkrankungen verantworten kann, oder ob man in einem solchen Fall nicht zweckmäßigerweise auf andere empfängnisverhütende Maßnahmen zurückgreifen sollte. Denn je häufiger die Wieder-Infektionen, desto stärker wird mit der Zeit die Infektionsbereitschaft der Patientin, und damit ihre Gefährdung.

In allen Fällen aber wird die Behandlung des infizierten Darmes im Mittelpunkt stehen, denn von ihm gehen alle weiteren Infektionen aus. Dabei wird auch eine Überprüfung des Mineral- und Vitaminhaushaltes zweckmäßig sein. Die Candida-Besiedelung des Darmes verursacht Resorptionsstörungen, insbesondere auch für Mineralien und Vitamine. Das kann, wenn es nicht berücksichtigt wird, zu einem fehlerhaften Kreislauf führen: Der Organismus ist im Zustand des Mineralstoffmangels, insbesondere des Mangels an Spurenelementen wie Zink und Eisen, besonders anfällig gegen eine erneute Pilzinvasion. So kann auch die Zufuhr eventuell fehlender Vitamine und Mineralien der Ausbreitung der Candidose entgegenwirken.

Schwerkranke Patienten sind mit ihrer Grundkrankheit ohnehin in Behandlung und unter ständiger Kontrolle. Bei ihnen handelt es sich meist um Patienten, deren Immunsystem darniederliegt, sei es bedingt durch das Grundleiden (z. B. bei AIDS), oder aber bewußt unterdrückt aus therapeutischen Gründen, wie z. B. durch Medikamente oder Röntgenbestrahlung. Diese Patienten müssen mit ihrer verminderten Abwehrkraft leben. Für sie sind darum die beiden nächsten Kapitel über die antimykotische Therapie und über die Ernährung von ganz besonderer Wichtigkeit.

≡ Antimykotische Therapie

Der nächste Schritt der Therapie muß die Befreiung des Organismus von den bereits vorhandenen Candida-Pilzen sein. Keine Behandlung der Grundkrankheit, keine Ernährungsumstellung, keine resistenzstärkenden Maßnahmen und keine Vorsorge kann allein, ohne vorherige oder gleichzeitige Vernichtung der Candida-Populationen zum Erfolg führen. Erst wenn der Organismus von dieser Belastung befreit ist, können alle anderen Maßnahmen greifen. Die antimykotische Behandlung muß ganz in der Hand des Arztes bleiben. Ihr Einsatz erfordert ärztliches Wissen und Können.

Bis in die erste Hälfte unseres Jahrhunderts waren die Möglichkeiten der Candida-Therapie beschränkt und nicht sehr effektiv. Lediglich die äußeren Haut- und Schleimhautmykosen konnten überhaupt behandelt werden. Gegen die Soorbeläge im Mund der Säuglinge und Kleinkinder wurden Pinselungen mit Rosenhonig mit Borax vorgenommen. Pilzinfektionen in Hautfalten wurden mit Pyoktaninlösung oder Castellaniścher Lösung angestrichen. Gegen die Scheidenmykose wurden mit 10%igem Borglycerin getränkte Tampons eingelegt. Auf diese alten Möglichkeiten muß nur selten noch einmal zurückgegriffen werden, wenn Unverträglichkeiten gegen die modernen Mittel auftreten.

Eine erhebliche Erweiterung und Verbesserung erfuhr die Behandlung der Candidose im Jahre 1950, als im Staate New York ein von einem Strahlenpilz stammender, das Candida-Wachstum hemmender Stoff entdeckt und synthetisiert wurde. Zu Ehren des **New York Sta**ates wurde dieser Wirkstoff *Nystatin* genannt. Es ist auch heute noch das meistgebrauchte und bewährteste Mittel gegen die äußeren Candidosen. Viele Pharma-Hersteller produzieren Antimykotika auf Nystatin-Basis. Alle haben ihre eigenen Präparatenamen wie z. B. Nystatin-Lederle, Moronal, Adiclair, Biofanal u. v. a. Das Nystatin ist wie geschaffen zur Behandlung von Haut, Schleimhäuten und Magen-Darm-Trakt. Es ist gut verträglich, verursacht kaum unangenehme Nebenwirkungen und es wird aus dem Darm nicht (oder doch nur sehr wenig) resorbiert. Das bedeutet, daß es seine Wirkung voll und ganz im Darm entfalten kann. Leber und Nieren werden nicht belastet, da das Mittel sie gar nicht erreicht. Seine Wirkung zielt auf die Zerstörung eines ganz spezifischen Enzyms, das die Hefezelle zu ihrer Vermehrung braucht. Dadurch wird der Candida Wachstum und Ausbreitung unmöglich gemacht. In stärkerer Dosierung wird die Candida auch abgetötet.

Zur Anwendung auf der *äußeren Haut* gibt es Salben, Pasten und Crèmes. Schon in wenigen Tagen wird die Heilung spürbar werden. Zur Nachbehandlung der abgeheilten Haut empfiehlt sich die Anwendung von Nystatin-Puder. Zum einen wird so ein Wiederaufflackern verhindert, zum anderen trägt der Puder dazu bei, die meist feuchten Nischen trocken zu halten (z. B. Fußpilz). Zur Behandlung der candidabesiedelten *Luftröhre* und der Bronchien gibt es Nystatin-Lösung, die zu Inhalationen verwandt wird.

Die Therapie des Magen-Darm-Traktes beginnt im *Mund*. Zum Spülen des Mundes gibt es Nystatin-Tropfen. Sie werden ohne weitere Verdünnung in den Mund gegeben, wo man sie nach Möglichkeit einige Minuten behalten und hin- und herbewegen sollte. Zähne, Zahnfleisch, Zunge, Gaumen und Rachen sollten mit den Tropfen in intensive Berührung kommen. Erst danach dürfen und sollen sie geschluckt werden. Auf ihrem Wege abwärts werden sie ihre Wirkung auch in der Speiseröhre entfalten.

Zur Behandlung der *tieferen Darmabschnitte* müssen zusätzlich Nystatin-Tabletten (bzw. Dragees) verordnet werden. Denn die Dosis der Mundspültropfen reicht bei weitem nicht aus, auch den weiteren Dünn- und Dickdarm mitsamt seinem Inhalt pilzfrei zu bekommen. Andererseits können diese Darmtabletten ihre Wirkung nicht auch in der Mundhöhle und in der Speiseröhre entfalten, denn diese Abschnitte durchlaufen sie nur rasch beim Hinunterschlucken. Auflösen und wirken können sie erst später, weiter unten. Darum hat der Arzt manchmal Schwierigkeiten, seinem Patienten zu erklären, warum beide Medikationen gleichzeitig nötig sind, die Mundhöhlenspülung und die Darmtabletten. Wichtig ist bei der Darmsanierung, daß die verordneten Maßnahmen, sowohl die Mundspülungen als auch die Tabletten-Medikation, regelmäßig und zuverlässig durchgeführt werden. Nur bei zeitlicher Konsequenz ohne größere Pausen wird eine gleichmäßige Vermengung mit dem Darminhalt und damit die Erreichung aller Pilznester an und in den Darmwänden gewährleistet sein.

Für die *vaginale Mykose* gibt es nystatinhaltige Ovula. Das sind eiförmige (Ovulum = das kleine Ei, Mehrzahl: Ovula) Tabletten zum Einführen hoch in die Scheide. Das geschieht am besten abends vor dem Zubettgehen, damit der Wirkstoff über Nacht genügend Zeit hat, sich in den Fältelungen der Scheidenschleimhaut aufzulösen und auszubreiten, ohne allzu schnell wieder abzufließen.

Bei der Vaginalmykose ist es sinnvoll, wenn der Intimpartner gleich mitbehandelt wird. Denn auch der Mann kann an einer Candidose seines Gliedes erkranken. In den meisten Fällen kommt es bei ihm zwar nicht zu einer akuten Entzündung. Wohl aber beherbergt er, ohne es zu spüren, die Soorpilze in den Falten seiner Vorhaut, um sie dann beim nächsten Verkehr seiner soeben behandelten, frisch sanierten Partnerin zurückzugeben. Diese hin- und hergereichten Infektionen, sogenannte »Ping-Pong-Infektionen«, die die endgültige Ausheilung einer vaginalen Soor-Infektion lange verzögern können, vermeidet man am besten durch die gleichzeitige Behandlung beider Partner.

Da Nystatin nicht resorbiert wird, also auf der Scheidenschleimhaut bleibt und nicht in den Körper übergeht, eignet sich diese Therapie mit Nystatin-Ovula auch zur Behandlung Schwangerer. Es wurde bereits erwähnt (s. S. 37), daß Schwangere ganz besonders zu Candida-Infektionen neigen, weil ihre Scheidenschleimhaut aufgelokkert und mit Hormonen und Zuckern angereichert ist und so einen guten Nährboden für die Candida bildet. Ein mit Candida besiedelter Geburtskanal aber wird unter der Geburt das zur Welt kommende Kind infizieren und ihm zur Gefahr werden, denn sein Immunsystem ist noch nicht entwickelt und darum noch funktionsunfähig. So kann das Neugeborene schwer an einer Candidose erkranken. Darum empfehlen die Geburtshelfer dringend ab der 32. Schwangerschaftswoche regelmäßig Pilzkontrollen vorzunehmen und, falls sie positiv ausfallen, eine mindestens sechs Tage dauernde vaginale Nystatintherapie durchzuführen. Nebenwirkungen sind dabei weder für die Mutter noch für das Kind zu befürchten.

In die Gruppe der oberflächlich wirkenden Mittel gehören außer dem Nystatin auch das Natamycin und das Amphotericin B. Letzteres nimmt insofern eine Sonderstellung unter den Antimykotika ein, als es sowohl bei oberflächlichen als auch bei tiefen Mykosen zum Einsatz kommen kann. In Tabletten eingenommen bleibt es ein unresorbierbares Oberflächenmittel, das also nicht aus dem Darm in den Körper übergeht. Es kann aber auch gelöst und als Infusion direkt in den Blutkreislauf gegeben werden und auf diese Weise auch tiefe Organmykosen erreichen. Da diese Therapie jedoch nicht ganz frei von Problemen ist, wird sie nur in stationärer Behandlung und unter der Möglichkeit laufender Kontrollen durchgeführt.

Das leitet über zu jener zweiten Gruppe von antimykotischen Mitteln, die zwar auch äußerlich, vor allem aber bei tiefen Candidosen und Organmykosen zum Einsatz kommen. Sie gehören fast alle zu den Imidazol-Verbindungen und haben entsprechende Chemie-Namen wie Ketoconazol, Itraconazol, Clotrimazol, Mikonazol, Fluconazol usw. Auch hier haben wieder die verschiedenen Pharmafirmen ihren Präparaten eigene klangvolle Namen gegeben, wie Nizoral, Diflucan, Sempera, Daktar und viele andere. Diese Mittelgruppe ist durch ihre Resorbierbarkeit charakterisiert, das bedeutet, daß ihre in Tabletten oder Dragées eingenommenen Wirkstoffe aus dem Darm in die Lymph- und Blutgefäße übertreten und auf diesem Wege dann alle Organe, alle Gewebe, den gesamten Organismus erreichen.

Auch ihr Chemismus richtet sich speziell auf die Pilze, doch lassen sich hier bei manchen Patienten Nebenwirkungen und Unverträglichkeiten nicht immer ganz vermeiden. Der Arzt wird aber aus der großen, auf dem Markt vorhandenen Auswahl für jeden Patienten das verträglichste Mittel zu finden wissen.

Im allgemeinen werden diese Mittel bei ernsten, tiefen Organmykosen eingesetzt, da, wo die Erreichung aller Organe erwünscht und notwendig ist. Sie können jedoch auch zur Anwendung kommen, wenn oberflächliche Haut- oder Schleimhautmykosen immer wieder zu Rückfällen, zu Wiederholungen neigen, wenn mit den oberflächlichen Mitteln allein nicht zu einer endgültigen Heilung zu kommen ist. Besonders bei Scheideninfektionen kann es bei längerem Bestehen zum Eindringen der Pilzfäden in die Epithelzellen kommen. Dann wird man die lokale Kur durch eine kurze Therapie mit einem der Imidazol-Abkömmlinge unterstützen. Mit einem dieser Mittel wird sogar die Einmal-Gabe praktiziert (Fungata). Das ist zwar sehr bequem, führt jedoch nicht immer zu dem erhofften Dauererfolg und muß gelegentlich wiederholt werden. Keinesfalls reicht diese Einmalgabe aus, einen infizierten Darm zu sanieren. In schweren Fällen dagegen können diese tiefgreifenden Mittel, als Intensivkuren verordnet, lebensrettend wirken.

In jedem Fall entscheidet der Arzt, welches Medikament aus der gebotenen Fülle in jedem Einzelfall einzusetzen ist, ein Oberflächen-Mittel oder ein Tiefen-Mittel. Nur er kennt die Wirkungsweise, nur er kann die Vor- und Nachteile beurteilen. Auch weiß er am besten, welche Körperfunktionen zu beobachten und zu kontrollieren sind.

Dabei ist es wichtig für ihn, über das Befinden des Patienten genau unterrichtet zu werden. Zum Beispiel kann es gleich zu Beginn einer medikamentösen Behandlung geschehen, daß gewisse Beschwerden stärker werden. Das kann sich auf lokale Erscheinungen beziehen, wie z.B. stärkerer Juckreiz in der Scheide oder auch vermehrte Darmsymptome, das kann sich aber auch auf Allgemeinsymptome erstrecken, auf verstärkte Kopfschmerzen oder Depressionen, Wiederauftreten von Aphthen in der Mundhöhle, Aufflackern alter Gelenkbeschwerden usw. Diese anfänglich auffallenden Symptome können ein Anzeichen des medikamentös eingeleiteten Pilzzerfalls sein. Die angegriffenen Candida-Zellen sterben ab und lösen sich auf. Dabei werden Toxine (Gifte) aus ihrem Inneren frei, die nun den Körper überschwemmen. Dieses durchaus positive Zeichen ist also kein Grund, die Therapie abzubrechen, weil man »sie nicht verträgt«. Doch sollte dem Arzt darüber berichtet werden. Er wird sicher zur Fortsetzung der Therapie – vielleicht in etwas verringerter Dosierung – raten.

Erst danach wird es zur spürbaren Besserung und Heilung kommen. Dabei werden außer den Lokalsymptomen auch die Fernwirkungen der Candidose schwinden. Zu diesen Fernwirkungen gehören auch die bereits erwähnten Mykide (s. S. 25, 28), jene gegen die Pilzgifte gerichteten allergischen Hauterscheinungen, die überall sitzen und in mancherlei Formen auftreten können: als bloße Verfärbung der Haut, als hartnäckige Ekzeme oder als Aphthen in der Mundhöhle. Diese Mykide werden nicht selbst mit antimykotischen Salben oder Crèmes oder pilztötenden Lotionen behandelt. Das würde nichts nützen, denn in ihrem Bereich gibt es keine Candida. Sie sind lediglich Fernwirkungen der Darmmykose. Darum genügt es, den Darm antimykotisch zu behandeln, um auch diese allergischen Fernwirkungen zum Schwinden zu bringen.

Für die im Einzelfall notwendige Dauer der antimykotischen Therapie lassen sich keine allgemein verbindlichen Regeln aufstellen. Hier muß sich der Arzt nach den Gegebenheiten und Notwendigkeiten des jeweiligen Falles richten. Bei banalen, oberflächlichen Hautinfektionen wird es genügen, sie bis zum Abklingen der entzündlichen Symptome fortzusetzen – wenn man gleich anschließend mit mikrobiologischen Maßnahmen fortfährt, um ein Wiederaufflackern zu verhindern. Das gleiche gilt für eine Vaginalmykose. Hier wird man einige Tage über die erreichte Beschwerdefreiheit hinaus die antimykotische Behandlung durchführen, um dann sofort anschließend mit dem Wiederaufbau der gesunden Scheidenflora fortzufahren (s. S. 65).

Bei der Darmmykose muß man mit deutlich längerer, intensiverer Nystatin-Einnahme rechnen. Hier kann nur die mykologische Kontrolle über die Dauer der Therapie entscheiden. Erst wenn der Stuhl frei von Candida-Pilzen ist, wenn man sicher sein kann, daß es zu keiner Persorption (s. S. 26) in das Blut und in die Organe mehr kommen kann, wird der Arzt die antimykotische Darmtherapie beenden.

Trotz dieses Zieles, den Darm des Kranken pilzfrei zu bekommen, ist es möglich, daß das nicht in allen Fällen 100%ig gelingt. Denn die Candida sitzt zu sehr in Nestern und Nischen, die oft weder von innen noch von außen mit genügenden Medikamentenkonzentrationen zu erreichen sind. Außerdem können ihre Vermehrungsformen, die Sporen, so widerstandsfähig sein, daß sie alle Angriffe überstehen, um nach Wochen oder Monaten doch noch auszukeimen. Dennoch wird die erreichte weitgehende Reduzierung der Pilzpopulation ausreichen, den Organismus von ihren Giftwirkungen zu entlasten und ihm so zu neuen eigenen Abwehrmöglichkeiten zu verhelfen.

Um diesen Prozeß zu unterstützen und um den wenigen, zurückgebliebenen Pilzen das erneute Wachstum, die weitere Vermehrung und Ausbreitung so schwer wie möglich zu machen, muß auf die Ernäh-

Tab. 1 Antimykotisch wirksame Arznei-Gruppen

Oberflächen-Mittel	Tiefen-Mittel
Wirkstoffe Nystatin (Natamycin) (Amphotericin)	*Wirkstoffe* Imidazol-Verbindungen z. B. Clotrimazol Miconazol Ketoconazol Fluconazol Itraconazol und viele andere
nicht resorbierbar gehen nicht aus dem Darm ins Blut über	*resorbierbar* gehen aus dem Darm ins Blut über, erreichen alle Organe
Bei innerlicher und äußerlicher Anwendung nebenwirkungsfrei, auch für Schwangere geeignet	*Bei innerlicher Anwendung* nicht immer nebenwirkungsfrei Für Schwangere nicht geeignet

rung, die Resistenzsteigerung und die Vorbeugung des Patienten der größte Wert gelegt werden. Bei kaum einer anderen Erkrankung kann er durch sein Verständnis der Krankheitsbedingungen, der Zusammenhänge und durch seine aktive Mitarbeit so viel zur Gesundung beitragen wie gerade bei der Candidose.

Ja, man kann sagen, nur das verständnisvolle und langfristig konsequente Mitgehen in der ärztlich verordneten Therapie macht eine endgültige Heilung überhaupt erst möglich.

☰ Ernährung

Aus allem bisher Gesagten lassen sich die Möglichkeiten der Verhinderung gefährlichen Candida-Wachstums ohne weiteres ableiten.

Die größte Bedeutung kommt dabei der Ernährung zu, denn der in den Darm gelangende Speisebrei ist der Boden, auf dem die Darmmykose wächst. Wie alle Hefen leben die Candida-Arten von der Vergärung der Kohlenhydrate zu Kohlensäure und Alkohol (s. S. 15, 24, 35). Je reicher an leicht aufschließbaren Kohlenhydraten dieser Nahrungsbrei ist, desto rascher wird die Pilzpopulation wachsen und sich weiter vermehren und ausbreiten. Hinzu kommt noch ein besonders gefährlicher Effekt der Kohlenhydrate: Sie begünstigen das Haften der Pilzzellen an der Oberfläche der Darmschleimhaut und fördern damit das »Angehen« der Infektion. Zu diesen das Candidawachstum fördernden Nahrungsmitteln gehören vor allem alle Zucker- und Weißmehlprodukte. Das bedeutet, daß ein Candida-Patient bis zu seiner Heilung alle Süßigkeiten und zuckerhaltigen Nahrungs- und Genußmittel meiden muß. Dazu gehört Zucker in jeder Form: Traubenzucker, Fruchtzucker, Rohr- oder Rübenzucker, Malzzucker. Lediglich der wenig süße Milchzucker macht eine Ausnahme, denn ihn kann die Candida nicht verwerten. Kuchen und Torten, Schokolade und Konfekt, Bonbons, Eis, süße Desserts und Konfitüren, alle sind stark zuckerhaltig und damit tabu. Dabei ist es völlig gleichgültig, ob der verwendete Zucker gebleicht oder braun ist, ob er als Streuzucker, Staubzucker oder Kandiszucker zum Genuß kommt. Selbst Honig ist kein erlaubter Ersatz, denn Honig ist fast reiner Invertzucker, also Traubenzucker + Fruchtzucker zu gleichen Teilen.

Für Diabetiker, die es gewohnt sind, sich ihre mit Fruchtzucker gesüßten »Diabetiker-Marmeladen« und »Diabetiker-Konfekt« aus Reformhäusern oder Spezialgeschäften zu holen, muß noch betont werden, daß im Hinblick auf ihre Candidose der Fruchtzucker um nichts besser und erlaubter ist, als jeder andere Zucker. Auch Fruchtzucker und Honig sind Wachstumsschübe für die Darmmykose. Einen erheblichen, kaum je gekannten und beachteten Zuckergehalt haben auch viele Getränke. Manche Limonaden und Obstsäfte enthalten bis zu 50% Zucker. Man stelle sich vor: die halbe Flasche besteht aus Zucker. Aber auch Bier, süßer Wein und fertige Kindertees sind zuckerhaltig und müssen bedacht werden.

Leider sieht die moderne Nahrungsmittelindustrie im Zuckergehalt ihrer Produkte einen verkaufsfördernden Faktor. Schon von klein auf wird die Menschheit »auf süß dressiert«. Bereits die Baby-Nahrung ist übersüßt, so daß schon bei kleinsten Kindern das Verlangen nach Süßigkeiten anerzogen wird.

Gewiß, über Geschmack läßt sich nicht streiten. Das gilt auch für die Geschmacksempfindung »süß«. Dennoch zeigt die Erfahrung, daß gerade hierbei die Gewohnheit eine große Rolle spielt. Denn man kann durchaus da, wo es sein muß, den Geschmack umstimmen. Mag zu Beginn der Nahrungsumstellung der Süßstoff im Kaffee oder Tee noch als Ersatz für den gewohnten Zucker nötig sein, so wird man später erstaunt feststellen, daß man auch darauf – ganz freiwillig – verzichten kann: »So süß habe ich früher gegessen und getrunken?«

Leicht vergärbar sind auch die Weißmehlprodukte: Weißbrot, Baguette-Brot, Kuchen, Torten, Feinmehlteigwaren wie z. B. alle Nudelsorten. Sie sollten weitgehend durch Vollkornprodukte ersetzt werden. Das Vollkornmehl wird vom Organismus langsamer aufgeschlossen und abgebaut als das Weißmehl. Die bei seiner verlängerten Resorption erzeugten Blutzuckerspiegel sind weniger plötzlich und weniger hoch ansteigend. Sie steigen mäßiger und sind dafür gleichmäßiger und länger anhaltend. Und Vollkorn ist auch für die Candida schwerer aufschließbar. Wenn hier von Vollkornbrot die Rede ist, so sind damit nicht unbedingt jene Brote gemeint, auf denen und in denen ganze Getreidekörner zu erkennen sind. Sie können bei empfindlichen Menschen gelegentlich Unverträglichkeiten hervorrufen. Gemeint sind jene Brote, die aus dem fein vermahlenen Schrot des ganzen Kornes gebacken sind, also auch aus seinen Keimen und seinen Randschichten – aber alles fein vermahlen zu Mehl. Dazu gehören z.B. die Graham-Brote und die meisten Knäckebrote. Die Vollkornqualität ist stets auf der Packung angegeben. Sie werden auch von empfindlichen Verdauungssystemen gut vertragen. Ob man lieber zu Weizen-Hefe-Broten oder zu Roggen-Sauerteig-Broten greift, bleibt dem Geschmack überlassen.

Sollte jedoch bereits eine generelle Hefeallergie bestehen, also nicht nur gegen den Hefepilz Candida sondern auch gegen die Nahrungsmittelhefen, dann müssen Hefebrote, Hefebrötchen, Hefegebäck jeglicher Art gemieden werden. Auch Bier, manche Käsesorten und viele Brotaufstriche aus dem Reformhaus werden dann zu den Allergenen gehören. In diesen Fällen kann es zum zwar mühsamen, aber sehr lohnenden Puzzlespiel werden, trotz der einschränkenden Allergie einen ausgewogenen Speiseplan aufzustellen, der die Freude am Essen nicht schmälert.

Das Vollkorngebäck bringt noch einen weiteren Vorteil mit: die gröbere Struktur des Mehles aus dem vollen Getreidekorn liefert die Ballaststoffe, die für eine Anti-Pilz-Diät gefordert werden müssen. Hierzu gehören auch die Rohkostteller, auf denen Salate und ungekochte Gemüse zu einem bunten Vorgericht zusammengestellt sind. Der pilzbesiedelte Darm wird durch diese Pflanzenfasern zu intensiverer Tätigkeit angeregt und bis in alle Nischen hinein entfaltet. Die Vollkornprodukte und die Gemüse wirken im Darm wie eine reinigende Bürste, die den Pilzrasen das Überleben schwer macht.

Damit ist jedoch nicht gemeint, daß nun die ganze Ernährung auf ungekochte Nahrung umgestellt werden muß. Empfindliche Menschen können mit einer kleinen Menge als Vorgericht beginnen. Denn gerade als Beginn der Mahlzeit wirken diese frischen Gemüse besonders reinigend und heilend. Meist kann man die Menge dann langsam steigern, doch sollte sie auch nicht übertrieben werden. Eine geschickte Hausfrau wird durch interessante Zusammenstellungen und pikante Dressings ein leckeres Vorgericht machen. Der Hauptgang danach kann selbstverständlich in gewohnter Weise gekocht und zubereitet sein.

Ganz besondere Akzente mit Anti-Pilz-Wirkung sind auf diesem Frisch-
kostteller ein paar Gabeln Sauerkraut oder andere milchsaure Gemüse.
Regelrechte »Candida-Feger« aber sind Meerrettich, Zwiebeln und vor
allem Knoblauch. Wer sie mag und verträgt kann sie fein geraspelt ins
Dressing geben. Der berüchtigte nachgehende Geruch der Ausatmungs-
luft ist, wenn man diese intensiven Gemüse in dem Ensemble des ganzen
Salattellers genießt, erstaunlich gering.

Wer sein Müsli am frühen Morgen liebt, sollte überlegen, daß
das Ansetzen des Weizenschrotes am Abend vorher und das Stehenlas-
sen über Nacht vielen Bakterien und Pilzen Gelegenheit gibt, auf gutem
Nährboden bei Zimmertemperatur sich munter über viele Stunden zu
vermehren. So ein Müsli ist zwar ein hervorragender Lieferant von
Ballaststoffen, doch sollte für Candida-Patienten seine Herstellung ein
wenig modifiziert werden.

Der Weizen ist ein hartes Korn, das, gemahlen, stundenlang
weichen muß – eben über Nacht. Erst dann wird der Schrot verdaulich.
Sehr viel weicher im Korn ist der Hafer. Er kann morgens frisch gemahlen und gleich zum Müsli verarbeitet werden. Wer keine Mühle zum
Selbermahlen hat, kann auf Haferflocken zurückgreifen. Das ist rasch
gemacht. Dem Hafer sagt man von altersher eine günstige Wirkung auf
das Verdauungssystem nach, besonders bei Diabetikern. Gemahlene
Nüsse sind als Anreicherung und als Geschmacksnote erlaubt. 1–2
Teelöffel Milchzucker bringen eine schwache Süße und Nahrung für die
Schutzbakterien des Darmes hinein. Problematisch aber sind die Früchte, ohne die so ein Müsli nicht schmeckt. Rohe Früchte sind von Hefepilzen wieder sehr leicht vergärbar. Sie müssen vom Speisezettel gestrichen werden. Dazu gehört auch eingeweichtes Trockenobst, z. B. Rosi-
nen. Es bleibt – mit oder ohne Müsli – eigentlich nur ein saurer Apfel
oder zuckerfrei gekochtes Obst. Auch Zitrusfrüchte, also Apfelsinen,
Zitronen, Pampelmusen, schmecken zwar sauer, sind aber enorm zuk-
kerhaltig. Jede Hausfrau weiß, daß eingetrockneter Zitronensaft wie
Zuckersirup klebt und sehr leicht verschimmelt.

Die Frauenärzte klagen darüber, daß manch eine Patientin, die
in langer mühsamer Therapie mit ihrer Darm- und Vaginalmykose
gebessert, fast geheilt werden konnte, nach dem Genuß nur einer halben

Apfelsine wieder hochentzündet zur erneuten Behandlung kommt. So-lange also die Therapie noch zu keiner kompletten, dauerhaften Heilung geführt hat, sollte der Patient, die Patientin, ihre Diätanweisungen konsequent befolgen (s. Tab. 2).

Denn die Candida-Reste, die die Therapie noch überlebt haben, profitieren von jedem Diätfehler. Nach einer einzigen kohlehydratrei-chen Mahlzeit, ganz besonders nach dem einen Stück Geburtstagsku-chen, können sich die Hefezellen im Darm in einer halben Stunde ver-doppeln. Diese verdoppelte Zahl verdoppelt sich in der nächsten halben Stunde wieder, so daß nach 9 Stunden Nachtruhe theoretisch aus jeder einzelnen Candida-Zelle 260 000 geworden sind. Hier gilt also das beson-ders von Diabetikern so gern zitierte Wort »einmal ist keinmal« nicht mehr. Beim Kampf gegen die Candidose kann »einmal« schon »alles« bedeuten, nämlich daß oft wochen-, wenn nicht monatelange therapeuti-

Tab. 2   Ernährungs-Richtlinien bei Candidosen

Verboten	Erlaubt
Zucker in jeder Form: Traubenzucker, Fruchtzucker, Rohr- oder Rübenzucker, Malzzucker, Sirup, Honig, Konfitüren, Schokolade, Konfekt, Bonbons, süße Desserts, Eis, Kuchen, Torten, Kekse	Süßstoff, Milchzucker und milchzucker-haltige Präparate Fleisch, Fisch, Eier, Milch und ungesüßte Milchprodukte, Butter, Margarine, Käse
Feinmehlprodukte, Weißbrot, Brötchen, Nudeln (Spaghetti, Ravioli, Makkaro-ni, usw.)	Vollkornprodukte, Grahambrot, Knäcke-brot, Vollkornnudeln, Vollkornkuchen ohne Zucker
Rohes Obst, einschließlich Bananen, Orangen, Zitronen, Pampelmusen	Ohne Zucker gekochtes Obst, ein saurer Apfel auch roh, Nüsse
Getränke: Alkohol in jeder Form, bes. Bier, Likör, Südwein. Süße Frucht-säfte, Cola	Mineralwasser, Kaffee, Tee, Kräutertee, mindestens 2 l pro Tag
Bei Vorliegen einer *Hefeallergie* muß auch auf Hefebrot und Hefegebäck verzichtet werden	Sauerteigbrot, Backpulvergebäck

sche Bemühungen und diätetische Einschränkungen buchstäblich wieder von vorn beginnen müssen.

Erwähnt werden muß auch das Alkoholproblem. Da die Candida den Organismus, besonders die Leber, durch ihre Alkoholproduktion belastet, sollte während der Behandlung und besonders während der Heilungsphase gänzlich auf weiteren Alkohol verzichtet werden – auf Alkohol in jeder Form. Viele Patienten spüren bereits selbst, daß sie nach jedem Alkoholgenuß eine Verschlechterung ihres Befindens erleben. – Eine anderweitige reichliche Flüssigkeitszufuhr (Wasser, Kräutertees) ist jedoch wichtig und sollte etwa 2 Liter pro Tag betragen.

Das alles beleuchtet, wie sehr gerade bei dieser Krankheit der Patient mitdenken, mitarbeiten muß, wenn die Therapie zum Erfolg kommen soll.

☰ Mikrobiologische Therapie

Zwar gibt es Pilze, die Bakterien am Wachstum hindern können (s. S. 32 f.), aber leider gibt es keine Bakterien, die Pilze ausrotten können. Wohl aber ist es möglich, durch die Wiederbelebung und Vermehrung der geschwächten oder vernichteten Schutzbakterien den Lebensraum der Pilze – also die Mundhöhle, den Darm, die Vagina – so zu verändern, daß ihnen das Milieu nicht mehr zusagt. Es wird für ihr weiteres Wachstum ungeeignet. Die Pilze vermehren sich nicht mehr und werden mit der Zeit ausgeschieden. Diese Therapie mit lebenden Schutzbakterien ist die Mikrobiologische Therapie (früher »Symbioselenkung« genannt). Sie ist keine antimykotische Therapie, aber sie hilft dem Organismus, gesünder und mit den krankmachenden Erregern selbständig fertig zu werden.

Diese Schutzbakterien können entweder in lebender Form in einer für sie geeigneten Nährlösung bezogen werden, oder sie kommen in lyophilisierter Form in den Handel. Die Lyophilisierung ist eine Gefriertrocknung, bei der den Bakterien in gefrorenem Zustand Wasser entzogen wird. So bestehen die jeweiligen Präparate aus trockenem Pulver, in dem die noch inaktiven Bakterien enthalten sind. Sobald sie aber mit Wasser verrührt werden, beginnen sie wieder zu leben und aktiv zu werden. Das Wasser, in dem man sie anrührt, darf lauwarm sein, denn die Körpertemperatur ist ihr Lebenselement. Zu heiß allerdings würde es die eben erwachenden Bakterien abtöten. Diese Vorgehensweise ist vom Umgang mit der Backhefe gut bekannt.

Naturheilkundlich arbeitende Ärzte verordnen diese lebenden oder wiederbelebbaren Bakterien nicht als Medizin in üblichem Sinne, sondern als Ersatz von Verlorengegangenem. Hiermit wird die gesunde Standortflora gestärkt, »aufgeforstet«. Das hat allerdings erst Sinn, wenn eine antimykotische Therapie vorangegangen ist. Denn gegen eine noch vorhandene Candida-Überwucherung hätte sie keine Chance. Nach beendeter Anti-Candida-Behandlung aber ist sie eine große Hilfe beim Wiederaufbau normaler Darmverhältnisse oder Scheidenbedingungen.

Wenn auch die Anzahl der hierbei verabreichten Bakterien auf die gewaltige Menge der übrigen Darmflora gering zu sein scheint, so wird sie doch zu einer Stimulation des geschädigten Immunsystems beitragen, für dessen normale Funktion ihre Anwesenheit wichtig ist. Ein Wiederaufflammen der Candidose wird damit zumindest erheblich erschwert, wenn nicht verhindert.

Die wichtigste Behandlung in diesem Rahmen ist in jedem Fall die Behandlung des Darmes. Die Schutzbakterien des Darmes sind die Laktobakterien Acidophilus und Bifidum, die auf Seite 33 schon erwähnt wurden. Ihre Fähigkeit zur Milchsäurebildung normalisiert die Säureverhältnisse des Dünndarms (Acidophilus) und des Dickdarms (Bifidum). Schädliche Erreger werden damit verdrängt, toxische Produkte entgiftet. Es gibt diese Bakterien in lyophilisierter Form als weißes, fast geschmacksfreies Pulver in mehreren Zubereitungen:

Acidobif (Töpfer) enthält sowohl Acidophilus- als auch Bifidum-Bakterien in einer Milchzuckergrundlage. Der Milchzucker ist Nahrung für die wiederzubelebenden milchsäurebildenden Bakterien. Für die Candida ist er unverwertbar. Er fördert also nicht ihr Wachstum, sondern das der Schutzbakterien. Der Milchzucker schmeckt schwach süß und führt leicht ab durch Aktivierung der Darmtätigkeit.

Dieses Präparat eignet sich somit für alle Patienten, die Milchzucker vertragen und eher an Verstopfung als an Durchfällen leiden.

Eugalan forte (Töpfer) wird dort eingesetzt, wo es besonders auf den Nachschub der Bifidum-Flora des Dickdarms ankommt. Auch hier wurde eine Milchzuckerbasis gewählt, die wiederum bei Durchfall nicht geeignet ist, dafür aber eine mangelhafte Darmpassage beschleunigen kann.

Lactopriv B (Töpfer) wurde für Patienten geschaffen, die auf Milchzucker mit Unverträglichkeitserscheinungen reagieren, mit vermehrtem Durchfall, Blähungen oder Bauchschmerzen. Für sie wurden die Bifidum-Bakterien in einer Sojamehlgrundlage verarbeitet, die mit Vitaminen und Mineralstoffen angereichert ist. Lactopriv B enthält keine Hefe, kann also auch bei Hefeallergie gegeben werden. Ungeeignet ist es nur für Patienten mit Sojaallergie.

Diese Pulver werden in einer Tasse lauwarmen Wassers oder Tees (nicht über 40 °C) angerührt und am besten zwischen den Mahlzeiten getrunken. Die Dosierungsangaben stehen auf jeder Packung verzeichnet. Anfangs wird man am besten die volle Dosis nehmen, später kann man auf eine geringere Dauerdosis übergehen. Wer sich ein leckeres Dessert zubereiten möchte, kann sich das angerührte Pulver mit Mandelmus oder Haselnußmus (aus dem Reformhaus) vermischen und über eine kleine Menge Obstkompott (ohne Zucker) geben.

Kann man die fehlenden Acidophilus- und Bifidum-Bakterien auch durch den Genuß von **Joghurt** zuführen? In beschränktem Umfang kann man es durchaus, wenn man den richtigen Joghurt wählt. Die meisten Joghurts in den Supermärkten sind allerdings mit anderen Bakterienstämmen angesetzt, die im menschlichen Darm keinerlei Funktion haben. Man muß also darauf achten, einen Joghurt zu finden, der Bakterienkulturen enthält, die rechtsdrehende Milchsäure produzieren, mit eben jenen Acidophilus- und Bifidumstämmen, die wir brauchen. Um diese Joghurt-Sorten zu finden, muß man auf den Bechern das Kleingeschriebene beachten: Bioghurt gehört dazu, Biogarde und Lünebest A+B (A für Acidophilus, B für Bifidum), um nur einige Beispiele zu nennen.

Allerdings können die im Joghurt enthaltenen Keimzahlen – falls sie noch am Leben sind – zahlenmäßig nicht im entferntesten mit denen der Präparate konkurrieren. Auch von der Absicht, dann eben um so mehr Joghurt zu essen, kann nur abgeraten werden, denn die Überfütterung mit Milcheiweiß kann zu einer Allergie gegen alle Milchprodukte führen, zumal Candida-Patienten sowieso allergiegefährdet sind.

Eine andere Möglichkeit der Einnahme dieser Schutzbakterien ist die in Kapselform zum Hinunterschlucken.

Omniflora (Zyma) enthält außer Acidophilus- und Bifidum-Bakterien auch Coli-Bakterien. Da diese Coli-Bakterien nicht in den Mund, den Magen und den oberen Dünndarm gelangen sollen, wurde hier zur Einnahme die Kapselform gewählt. Diese Gelatine-Kapsel löst sich erst im mittleren Dünndarm auf und gibt dann erst ihren Inhalt frei. Diese Anwendung ist einfach und unkompliziert, sie eignet sich vor allem auch für Berufstätige und Reisende.

Mutaflor-Kapsel (Ardeypharm) enthalten Coli-Bakterien in reiner Form. Die Coli-Bakterien wurden bereits auf Seite 33 f. erwähnt als bekannteste und notwendige Darmbewohner, die für die Verdauung und die Immunstimulation unentbehrlich sind. Sie sind eigentlich nicht auf den Nachschub von außen angewiesen wie die Milchsäurebildner. Sie sind in der Lage, ihren Stamm selbst zu regenerieren. Sie werden nur ein einziges Mal im Menschenleben aufgenommen: unter der Geburt erhält das Neugeborene den Coli-Stamm der Mutter überimpft. Dieser Stamm bildet dann die bestimmende Coli-Population dieses Menschen für sein ganzes Leben. Jede Zufuhr anderer Coli-Stämme wird von dem einheimischen Coli-»Clan« nicht akzeptiert. Er baut die Fremd-Coli ab. Wohl aber nutzt er ihre Bestandteile zur eigenen Regeneration. Diesen Effekt unterstützen die Coli-haltigen Bakterienpräparate.

Es gibt noch sehr viel mehr darmflorastimulierende Präparate, doch enthalten sie meist nur die Stoffwechselprodukte der Schutzbakterien, aber keine lebensfähigen und vermehrungsfähigen Keime.

Unterstützt wird die Wiederbelebung des Darmes noch durch jene Bakterien, die in Mund und Rachen ihre Schutzfunktion ausüben sollten. Es sind Kurzketten-Kokken, die in der Lage sind, so manche Infektionserreger abzuwehren.

Symbioflor I (SymbioPharm) enthält diese Schutzkokken in einer flüssigen Nährlösung, also nicht als lyophilisiertes Pulver, sondern ganz lebendig. Darum sollte man sehr darauf achten, diese Kultur nicht mit fremden Bakterien zu verunreinigen. Beim Öffnen des Schraubverschlusses dürfen weder das Schraubhütchen innen noch der Tropfansatz der Flasche mit der Hand oder anderen Gegenständen, von denen sie Bakterien aufnehmen könnten, in Berührung kommen. Die Flasche muß also gewissermaßen steril geöffnet und, nach Heraustropfen der Lösung in einen Löffel, auch wieder steril verschlossen werden. Danach wird das Fläschchen im Kühlschrank aufgehoben bis zur nächsten Benutzung. Sobald man in der normalerweise klaren Lösung einen trüben Bodensatz aufschütteln kann, ist die Kultur verdorben und darf nicht mehr benutzt werden.

Zwar können auch diese Kokken die Candida-Hefen der Mundhöhle nicht abtöten, doch sind sie in der Lage, im Mund und im Rachen die Wachstumsbedingungen für die Sproßpilze zu verringern. Diese Fähigkeit haben sie auch noch nach Herunterschlucken der Lösung in der Speiseröhre und im Magen.

Diese Mikrobiologische Therapie darf nicht während einer Antibiotika-Behandlung durchgeführt werden, denn die Antibiotika würden auch diese Schutzbakterien vernichten, also die gute Absicht zerstören. Auch *während* einer antimykotischen Therapie wäre ihr Einsatz verfrüht. Erst nach Abschluß der Anti-Candida-Medikation sind sie der nächste, wichtige Faktor im Behandlungsplan.

Ein anderer Keim aber muß hier erwähnt werden, der sowohl bei der Vorbeugung als auch bei der Therapie der Candidose eine große Hilfe sein kann. Das ist die Hefe *Saccharomyces boulardii*, eine der Bierhefe verwandte Art, die niemals krankmachende Eigenschaften annimmt. Man fand diese Hefesorte auf bestimmten tropischen Früchten in Südostasien, die von den Einheimischen dort als Heilmittel gegen Darmerkrankungen gegessen wurden. Es zeigte sich, daß diese heilende Hefe, die uns heute in lyophilisierter Form in dem Präparat **Perenterol** (Thiemann) vorliegt, ein Antagonist gegen die krankmachenden Candida-Arten ist: Wo beide Hefearten vorkommen, sind die Perenterol-Hefen stärker. Sie hemmen die Candida im Wachstum. Sie haben heilende Wirkung auf die geschädigte Darmschleimhaut, und sie stimulieren die körpereigene Immunabwehr ähnlich einer Schluckimpfung, die auch mit der Krankheit ähnlichen, jedoch nicht krankmachenden Erregern durchgeführt wird. Die Bifidum-Bakterien dagegen werden von Perenterol im Wachstum angeregt, wie auch umgekehrt die Perenterol-Hefen von der von Bifidum gebildeten Milchsäure profitieren.

> Da diese Perenterol-Hefe eine natürliche Resistenz gegen Antibiotika hat, wird sie von vielen Ärzten bereits mit der antibiotischen Medikation zusammen verordnet werden. Sie kann dann das durch die Antibiotika provozierte und gefürchtete Candida-Wachstum verhindern.
>
> Eine antimykotische Therapie, eine Anti-Pilz-Therapie aber würde auch die Perenterol-Hefe, wie alle anderen Hefen vernichten. Darum darf, ist der Candida-Befall bereits eingetreten, dieser Keim erst nach abgeschlossener antimykotischer Therapie eingesetzt werden.

Man nimmt Perenterol am besten mit den Mahlzeiten ein. Die Kapseln lassen sich leicht schlucken. Man kann sie aber auch aufziehen und den schwach süß schmeckenden Pulverinhalt in Flüssigkeit nehmen (nicht zu heiß). Man kann das Pulver aber auch über den Salatteller streuen oder kleinen Kindern in den lauwarmen Brei rühren.

Biocult (Syxyl) ist ein anderes Präparat, das Bierhefe enthält, zusammen mit Acidophilus und Bifidum-Bakterien.

Eine mikrobiologische Behandlung ist auch für die Candidose der Scheide möglich. Auch hier wird man nach Abschluß der antimykotischen Therapie die Schutzbakterien dieses Milieus wieder aufbauen.

Die Keime, die eine gesunde Scheide besiedeln und dort das Überwuchern fremder Keime verhindern, sind wieder Milchsäurebildner, und damit enge Verwandte von Acidophilus und Bifidum. Es sind die sogenannten *Döderlein-Bakterien*, die für ein schwach saures Scheidenmilieu sorgen. Eine Candida-Besiedelung der Vagina kann erst zustande kommen, wenn die Döderlein-Bakterien fehlen oder geschädigt sind. Darum wird der Arzt nach Beendigung der antimykotischen Therapie und dem durch sie erreichten Abklingen der entzündlichen Erscheinungen sofort mit dem Wiederaufbau der Döderlein-Flora beginnen. Auf der noch empfindlichen und vielleicht auch durch das Antimykotikum gereizten Schleimhaut würden rasch wieder Candida-Pilze Fuß fassen, da sie leicht über den Damm her einwandern können. Die Döderlein-Bakterien werden für den richtigen Säureschutz und die Regeneration der vaginalen Schleimhaut sorgen und damit eine erneute Infektion verhindern.

Das Präparat, das hierfür zur Verfügung steht, heißt **Vagiflor** (Asche). Es enthält lyophilisierte Döderlein-Bakterien in Milchzuckersubstanz. Die eiförmigen Tabletten müssen abends vor dem Zubettgehen hoch in die Scheide eingeführt werden. Dort lösen sie sich über Nacht auf und benetzen die Scheidenschleimhaut in allen Partien. Anfangs, sofort nach Beendigung der antimykotischen Therapie, wird man jeden Abend ein Vagiflor-Ovulum einführen. Nach Stabilisierung der Verhältnisse kann das dann immer seltener geschehen. Zur Erhaltung der Scheidengesundheit kann es sich jedoch empfehlen, einige Monate lang nach jeder Periode noch einmal ein Ovulum anzuwenden.

Sollte am Abend noch ein Rest vom Vortag vorzufinden sein, so ist kein erneutes Einführen notwendig. Man kann dann die Auflösung der Reste abwarten. Da sich Vagiflor in der Scheide verflüssigt, wird es am nächsten Morgen nach dem Aufstehen ablaufen. Das wird vorübergehend eine Binde oder Wattevorlage notwendig machen.

Da die Vagiflor-Packung mit einem Verfallsdatum versehen ist (wie auch alle anderen mikrobiologischen Präparate), da sich gerade diese vorbeugende Therapie andererseits länger hinziehen kann als alle anderen kurzzeitigeren mikrobiologischen Therapien, da man also nicht immer eine noch voll wirksame Arzneipackung im Hause hat, wenn man sie gerade braucht, sei hier noch ein Hausmittel verraten, das stets frisch und preiswert zu beschaffen ist: die Sauermilch oder Schwedenmilch (Joghurt ist weniger geeignet). Die Sauermilch erfüllt alle Anforderungen, die man an eine vorbeugende Vaginaltherapie stellen muß. Wenn alle anderen Scheidenspülungen verboten sind, weil sie gerade die schützenden Döderlein-Bakterien hinausspülen würden, die Scheidenspülung mit Sauermilch ist erlaubt. Sie enthält zwar nicht die körpereigenen Döderlein-Bakterien, aber doch sehr ähnliche Milchsäurebakterien. Sie baut mit ihrer Milchsäure den Säuremantel, den Schutzfilm der Scheide auf. Sie wirkt entzündungshemmend, besänftigt kleine Verletzungen und Reizungen und wirkt als sanfte Gleitschicht.

Die Anwendung ist einfach, wenn man sich vom Hausarzt oder vom Gynäkologen eine 20-ml-Spritze erbittet (Einmal-Spritze aus Polyäthylen). Der Kanülenansatz vorne wird mit einer Nagelschere flach abgeknipst, die letzten Rauhigkeiten mit einer Nagelfeile glattpoliert. Jetzt hat die Spritze am vorderen Ende nur ein kleines Loch. Nun taucht man die Spritze mit dem vorderen Ende in die Sauermilch und zieht sie mit dem Stempel auf. Auf der Toilette sitzend führt man die Spritze in die Scheide so hoch wie möglich ein, um dort die Sauermilch auszudrücken. Der größte Teil wird wieder abfließen, doch genügt der innen verbleibende Rest um seine heilende Wirkung zu entfalten. – Die Spritze kann danach auseinandergezogen und in warmem Seifenwasser ausgewaschen werden. So ist sie jederzeit wieder verwendbar.

≡ Steigerung der Abwehrkräfte

Wie entscheidend die Resistenz des Organismus, also die kör-pereigene Abwehrkraft im Geschehen der Candidose ist, wurde bereits ausgeführt (s. S. 11 f., 30). Es ist kein Zufall, daß die schwersten Candi-da-Infektionen bei Menschen auftreten, deren Immunsystem entweder noch nicht (z. B. bei jungen Säuglingen) oder nicht mehr (z. b. bei alten Menschen, Tumorkranken, AIDS-Patienten) funktionsfähig ist, oder die unter unterdrückender Dauermedikation stehen (z. B. Organtransplan-tierte). Bei diesen Kranken wird es weder möglich noch sinnvoll sein, eine Anregung des Immunsystems, eine Steigerung der Resistenz zu versuchen. Sie wäre Geld- und Zeitverschwendung. Diese Patienten sind und bleiben auf die antimykotische Therapie, auf die richtige Ernährung und die Vorbeugung angewiesen. Sinnvoll und durchaus aussichtsreich aber ist die resistenzfördernde Therapie bei allen anderen, noch voll reaktionsfähigen Candida-Patienten. Für diese Steigerung der Abwehr-kräfte gibt es mehrere Möglichkeiten.

Die **unspezifische Stimulation** richtet sich ganz allgemein auf den Gesamtorganismus. Er kann und sollte durch mehr Bewegung an frischer Luft, durch Sport, Bäder, Sauna, Atemtherapie und gesunde Ernährung gekräftigt werden. So kann er eine vorübergehende Abwehr-schwäche überwinden und der Candida-Invasion mehr Widerstand ent-gegensetzen.

Es gibt aber auch die Möglichkeiten der **spezifischen Stimu-lation**, die sich an das Immunsystem wenden und speziell seine die Candida abwehrenden Fähigkeiten steigern. Wenn hier die verschie-densten Methoden der Immunanregung geschildert werden, so bedeutet das nicht, daß der Patient von seinem Arzt alle auf einmal erwarten darf. Im Gegenteil, der naturheilkundlich arbeitende Doktor wird sorgfältig auswählen, welche der möglichen Methoden für welchen Patienten am besten geeignet ist. Er wird sich für die eine oder die andere der Möglich-keiten entscheiden. Ein Zuviel würde den Organismus des Patienten überfordern.

▬▬ Vakzination

Die Vakzination entspricht einer Impfung. Genauso wie gegen Wundstarrkrampf (Tetanus) oder Diphtherie eine Vakzine aus abgetöteten Tetanus- bzw. Diphtheriebakterien gespritzt wird, um gegen diese Krankheiten eine Immunität zu erreichen, genauso kann man auch bei der Candidose eine Impfung mit abgetöteten Candidazellen durchführen. Leider gibt es eine solche Candida-Vakzine noch nicht im Handel, so daß eine prophylaktische Schutzimpfung nicht möglich ist. Wohl aber kann man, wenn bereits Soor-Entzündungen bestehen, aus dem patienteneigenen Candida-Stamm eine Autovakzine (Eigenvakzine) herstellen lassen. Da es durchaus Unterschiede zwischen einzelnen Candida-Stämmen gibt, ist die Möglichkeit, exakt den Patienten-Stamm einzusetzen, von großem Vorteil (Adresse der einschlägigen Labors auf S. 87).

Dazu werden die candida-haltigen Materialien (z. B. Haut, Sputum, Speichel, Stuhl, Urin oder Vaginalabstrich, je nach Befall) sowie 10 ml Blut eingesandt. Natürlich muß die Materialentnahme, die der Arzt durchführt, *vor* Beginn der antimykotischen Therapie vorgenommen werden. Diese Autovakzine wird in mehreren Stärken geliefert und etwa in Wochenabständen intrakutan gequaddelt, d. h. tropfenweise in die oberste Hautschicht gespritzt, so daß eine Quaddel entsteht. Die Quaddel verläuft sich rasch. Die Reaktion am folgenden Tag ist eine etwa mückenstichgroße Hautrötung, anfangs etwas stärker, später schwächer werdend.

Auch in hartnäckigen Candida-Fällen wird mit einer solchen Autovakzine eine dauerhafte Heilung zu erreichen sein. Eine Heilung, die nicht nur passiv durch Vernichtung der Erreger erreicht wurde, sondern durch aktive Stimulation des Organismus, die den Widerstand gegen erneute Infektionen einschließt.

═══ Homöopathie

Homöopathie ist die Therapie mit dem Ähnlichen (*homoios* = ähnlich, *pathos* = Leiden), im Gegensatz zur Allopathie (*allos* = anders), die die Krankheitssymptome mit entgegengesetzt wirkenden Mitteln behandelt. Wird man allopathisch z. B. Fieber mit fiebersenkenden Mitteln, Durchfall mit stopfenden Mitteln und den zu hohen Blutdruck mit blutdrucksenkenden Mitteln therapieren, so sucht die Homöopathie stets ein der Krankheit ähnlich wirkendes Mittel aus, z. b. Zwiebel gegen Schnupfen, Kaffee gegen Schlaflosigkeit, Bienengift gegen schmerzhaft-entzündliche Schwellungen. Um aber das Leiden nicht zu verschlimmern, werden in der Homöopathie stets nur sehr geringe, erheblich verdünnte, man sagt: *potenzierte* Arzneien angewandt. Der Unterschied in der Wirkung ist: die entgegengesetzt wirkenden Mittel unterdrücken die Krankheitssymptome, die gleichsinnig wirkenden Gaben regen den Organismus zur Selbstheilung an, sie aktivieren ihn. Dieses Prinzip kennen wir bereits von der Vaccination, bei der auch die zur Krankheit gleichsinnig wirkenden Stoffe, nämlich die Erreger selbst oder ihre Gifte benutzt werden. Doch werden bei der Vaccination erheblich stärkere Dosen gegeben, bei der Homöopathie nur verschwindend geringe Gaben, so gering, daß nach der Meinung vieler Wissenschaftler keine Wirkung mehr zustande kommen kann, weil »ja nichts mehr drin ist«. Daß die Homöopathie dennoch ihre Wirkung entfaltet, haben viele Ärzte und Patienten erfahren. Darum sollen auch diese Möglichkeiten hier aufgeführt werden.

In der homöopathischen Medizin gibt es ein Mittel, das als wirksam bei Pilzerkrankungen bekannt ist. Das ist Borax (tetraborsaures Natrium).

Borax ist bereits aus der alten Medizin bekannt, die dieses Mittel in starker Konzentration bei den Soorerscheinungen im Mund der Kleinkinder einsetzte. Weil jedoch bei dieser massiven Anwendung durchaus unerwünschte Nebenwirkungen auftreten können, die denen einer Candidose-Symptomatik sehr ähnlich sehen, sind seit vielen Jahren sowohl Borax als auch Borsäure (z. B. in der Borsalbe, in Boraugentropfen, im Borglycerin) vom Gesetzgeber verboten worden. In der Homöopathie ist Borax auch weiterhin erlaubt, denn hier wird es vom Arzt

meist in der 4. Dezimalpotenz (Borax D 4) verordnet, also in einer
Verdünnung 1:10000. Diese minimale Konzentration ist viel zu
schwach, um irgendwie zu schaden. Aber nach dem Prinzip der Homöopathie, Ähnliches mit Ähnlichem zu heilen, genügt dieser winzige Reiz,
den Organismus zur Selbstheilung anzuregen. Eine interessante Beob-
achtung ist es, daß man in der Homöopathie von alters her Borax D 4
sowohl als Heilmittel gegen Pilzinfektionen als auch gegen die Aphthose
des Mundes verordnete, obwohl man einst den Zusammenhang dieser
beiden Erscheinungen sicher noch nicht erkannt hatte.

Man kann Borax D 4 als Milchzuckertablette geben oder als
alkoholische Lösung. Im Fall der Candida-Infektionen dürfte nach allem
bisher gesagten der Milchzuckertablette der Vorzug zu geben sein. Man
verordnet 3–4 mal täglich eine Tablette, wobei man beachten sollte, daß
in der Homöotherapie jedes Mittel mit Abstand zu den Mahlzeiten genommen wird, also mindestens 1/2 Stunde vor oder 2 Stunden nach dem
Essen. Der feine Reiz einer so geringen Gabe würde innerhalb der
Mahlzeit nicht mehr zur Wirkung kommen. Ferner ist es wichtig, die
Tablette (ohne Wasser o. ä.) auf der Zunge zergehen zu lassen und so
lange wie möglich im Mund zu behalten und zu bewegen. Darum wäre es
auch unsinnig, die homöopathischen Mittel gemeinsam mit den starken
antimykotisch wirksamen Medikamenten zu schlucken. Sie würden neben diesem Übergewicht kaum noch vom Organismus wahrgenommen
werden. Man wird also das Antimykotikum mit oder nach den Mahlzeiten einnehmen, das Homöopathikum aber fern jeglicher Nahrungsaufnahme, damit es einzeln und möglichst lange auf die Mundschleimhaut
einwirken kann.

Meistens wird diese Boraxtherapie vom Arzt im Anschluß an die
antimykotische Therapie verordnet. Sie sollte nicht länger als 8–10
Tage dauern.

Gut bewährt haben sich auch Borax-Tabletten als lokale Vagi-
nal-Therapie: abends vor dem Schlafengehen 2 Tabletten hoch in die
Scheide einführen. Diese Behandlung kann ebenfalls nach Abschluß der
antimykotischen Ovula-Behandlung und vor der Vagiflor-Therapie in
Frage kommen. In leichteren Fällen kann Borax auch ein beginnendes
Rezidiv verhindern.

Zur lokalen Therapie einer noch entzündlich gereizten Scheide hat sich auch Calendula (die Ringelblume) in der D 2 bewährt. Sie wird genauso angewandt: 2 Tabletten am Abend einführen.

Ein ausgebildeter homöopathischer Arzt aber hat noch andere Möglichkeiten als nur ein oder zwei direkt auf die Candidose ausgerichtete Mittel zu verschreiben. Er wird das zu dem jeweiligen Patienten mit seinen Symptomen passende Mittel suchen. Mit diesen sog. Konstitutionsmitteln, die in höheren Potenzen verordnet werden, ist es möglich, über die Konstitution des Patienten seine Krankheitsbereitschaft aufzuarbeiten und abzuwenden.

Isopathie

Eine andere Möglichkeit, den Organismus gegen seine Candidose zu aktivieren, seine eigenen Abwehrkräfte gegen die Candida-Pilze zu stärken, ist die Nosode. Das Wort kommt von *nosos* (= Krankheit), und meint die Verarbeitung der Erreger selbst, ähnlich wie bei der Vakzine-Herstellung durch Abtötung und sterile Aufschwemmung, nur eben in homöopathisch potenzierter, also stark verdünnter Form. Da diese Nosoden von den homöopathischen Ärzten meist in der D 30 verordnet werden, also einer Potenz, in der nach gängigem Wissenschaftsverständnis kein Molekül der Ausgangssubstanz mehr enthalten ist, ergeben sich für viele Ärzte wieder die gleichen Zweifel wie an der Homöotherapie. Die Erfahrung aber sagt, daß auch von solch hoch potenzierten Nosoden noch eine Wirkung zu erwarten ist. Eine Erklärung für diesen Effekt, der sicher über die oft zitierte »Plazebo-Wirkung« hinausgeht, kann zur Zeit noch nicht gegeben werden. Vermutet wird, daß bei der speziellen homöopathischen Herstellungsform die Information der Ausgangssubstanz weitergegeben wird und im Organismus zu heilender Wirkung kommt.

Zur Behandlung der Candidose kann man entweder eine im Handel erhältliche, fertige Fremd-Nosode »Candida D 30« beziehen, (z. B. DHU) oder aus dem Patientenblut eine Eigenblut-Nosode herstellen.

Von dem Fertigpräparat »Candida D 30« gibt man nur einmal in der Woche 10 Tropfen auf die Zunge – wieder im Abstand zu den Mahlzeiten, wieder möglichst lange im Mund behalten. Diese wöchentlich einmalige Gabe kann bis zur Heilung beibehalten werden.

Kindern werden diese alkoholischen Tropfen nicht schmecken. Ihnen kann man die Tropfen verdünnen, indem man kleineren Kindern 5–6 Tropfen, größeren Kindern wie den Erwachsenen 10 Tropfen einmal in der Woche in ¼ Glas Wasser gibt und darin mit einem Plastiklöffel gründlich »verkleppert«. Dann gibt man ihnen zwischen den Mahlzeiten alle ½ Stunde ein Teelöffelchen dieser Verdünnung in den Mund. Bei Brustkindern wird der Arzt die Tropfen der Mutter verordnen – wie überhaupt die Mitbehandlung pilzkranker Mütter für die Gesundung der Kinder von großer Wichtigkeit ist.

Eigenblutbehandlung

Eine besondere und bewährte Medikation zur Steigerung der Abwehrkraft ist die *Eigenblutbehandlung.* Trotz aller modernen Therapien ist sie nicht ausgestorben, im Gegenteil, sie wird wieder mehr und mehr angewandt und in vielerlei Variationen entwickelt. Diese reichen von der drastischen Form, bei der mehrere Milliliter Blut aus der Vene entnommen und in den Gesäßmuskel injiziert werden, über apparative Methoden der Ultraviolettbestrahlung und Sauerstoffanreicherung bis zur homöopathischen Potenzierung eines einzigen Bluttropfens. Dieser kann aus der Fingerbeere oder dem Ohrläppchen entnommen werden und wird dann nach homöopathischen Regeln von Stufe zu Stufe verschüttelt, d. h. potenziert. Die letzte Stufe wird dann als Tropfen eingenommen.

Hinweis für den behandelnden Arzt:
Bei der klassischen Form der Eigenblut-Potenzierung wird 1 Tropfen Patientenblut mit 100 Tropfen 30%igen Alkohols verschüttelt, und davon wieder ein Tropfen auf 100 Tropfen Alkohol, und so fort in mehreren Stufen, sog. Centesimalpotenzen, bis zur 5. Centesimalpotenz = C 5. Für jede Verschüttelung wird ein frisches Gläschen gebraucht. Das ist sehr mühsam, zeitaufwendig und teuer. Kein Wunder, daß in

einer lebhaften Allgemeinpraxis niemand Zeit für diese Arbeitsgänge aufbringt. Wir haben darum eine sehr vereinfachte und dennoch genauso wirksame Potenzierungsmethode entwickelt, die in jeder Arztpraxis praktikabel ist.

Die Vereinfachung besteht darin, daß die Einglasmethode angewandt wird, und daß das Abzählen von 100 Tropfen durch das Aufziehen von 2,5 ml ersetzt wird – das entspricht dem Inhalt einer 2-ml-Einmalspritze, die man bis zum Anschlag aufzieht. Also:

In ein 10-ml-Tropffläschchen 2,5 ml 30%igen Alkohol geben.
– Da hinein 1 Tropfen Patientenblut geben, aus Ohrläppchen oder Fingerbeere. Kräftig verschütteln, ca. 20 mal mit Aufschlagender Hand.   = C 1
– Von dieser C 1 fast alles ausgießen, bis auf einen Tropfen. Diesen letzten Tropfen wieder mit 2,5 ml Alkohol auffüllen, kräftig verschütteln,   = C 2
– Von dieser C 2 fast alles ausgießen,
letzten Tropfen mit 2,5 ml Alkohol auffüllen, kräftig verschütteln,   = C 3
– Von dieser C 3 fast alles ausgießen,
letzten Tropfen mit 2,5 ml Alkohol auffüllen, kräftig verschütteln,   = C 4
– Von dieser C 4 fast alles ausgießen,
letzten Tropfen mit 2,5 ml Alkohol auffüllen, kräftig verschütteln,   = C 5
Fertig.

Dieses Verfahren kostet nur 2 Spritzen (eine zur Blutentnahme, die andere zum Aufziehen des Alkohols, den man zweckmäßigerweise in kleinen Portionen in ein Schälchen oder Näpfchen gießt), ein 10-ml-Arzneifläschchen und wenige Minuten Zeit.

Von dieser C 5 nimmt der Patient an drei aufeinander folgenden Tagen je 5 Tropfen in den Mund, wo er sie möglichst lange läßt. Auf einen möglichst großen Abstand zu den Mahlzeiten ist auch hierbei wieder zu achten. Nach diesen drei Anfangstagen werden nur noch einmal pro

Woche 5 Tropfen genommen. Nach 5 Wochen wird aus der C 5 eine C 7 hergestellt, nach weiteren 5 Wochen aus der C 7 eine C 9 – denn in der Homöopathie und der Isopathie geht man aufwärts mit den Potenzierungen.

- *Wichtig zu beachten:*
- Der Eigenbluttropfen sollte auf dem Höhepunkt der Krankheit entnommen werden, wenn die Symptome noch voll entwickelt sind, also noch vor jeder Therapie.
- Die Blutentnahme sollte möglichst nüchtern oder doch vor der Mahlzeit geschehen, nicht danach.
- Der Blutstropfen sollte möglichst freiwillig dem Ohrläppchen oder der Fingerbeere entquellen. Starkes Drücken und Pressen muß vermieden werden. Diese Eigenbluttherapie bewährt sich beim Heuschnupfen so gut wie bei der ewigen Erkältungsneigung der Kinder. Beim ersteren macht sie die Cortisontherapie, beim zweiten die Antibiotika überflüssig. Und sie hat auch bei der chronischen, immer wiederkehrenden Candidose ihre Berechtigung.
- Bei einem eventuellen Wiederaufflackern der Erkrankung nach vielen Wochen muß eine neue Eigenblutpotenzierung hergestellt werden, die man dann zweckmäßigerweise bis C 9 und C 12 verschüttelt.

Der Effekt dieser im vereinfachten Arbeitsgang hergestellten Eigenblutnosode unterscheidet sich nicht von den Produkten der aufwendigeren Verfahren. Sie ist nicht weniger wirksam.

Wie kann einer neuen Infektion vorgebeugt werden?

Wird der Versuch der Resistenzsteigerung nicht bei allen Candida-Patienten möglich und sinnvoll sein, so gilt diese Einschränkung nicht für die Prävention, die Vorbeugung. Die Verhinderung einer Neuinfektion oder des Wiederaufflackerns ist ein ebenso wesentlicher Grundpfeiler der Gesamttherapie wie die medikamentöse Behandlung und die Ernährung. Ziel der Prävention muß es sein, dem Soorpilz alle wachstumsbegünstigenden Faktoren zu entziehen, ihm die Vermehrung und die Ausbreitung unmöglich zu machen.

☰ Die Mundhygiene

Die Mundhöhle dürfte die häufigste Eintrittspforte für die Candida-Infektion sein. Schon hier im ersten Kontakt mit dem Organismus entscheidet sich, ob die Hefepilze in der Mundhöhle Gelegenheit zum Haften finden, ob sie hier günstige Gelegenheiten zum Bleiben und Vermehren finden, oder ob sie nur mit dem Nahrungsbrei hindurchgleiten, um auf natürlichem Wege über den Magen-Darm-Trakt ausgeschieden zu werden. Haftmöglichkeiten und ein gutes Wachstumsmilieu finden die Keime zum Beispiel in kariösen Zähnen. In kariesfreien Gebissen ist kaum jemals ein Candida-Wachstum zu finden. In Kindergebissen, deren Karies noch nicht behandelt und verschlossen war, konnte man in 90% bereits Candida-Befall nachweisen. Diese Tatsache spricht eine eindringliche Sprache: Kinder (und Erwachsene!), die nicht rechtzeitig zum Zahnarzt gehen, um ihre schadhaften Zähne füllen, ihren Zahnstein entfernen, ihre Zahnfleischtaschen behandeln zu lassen, züchten bereits ihre Infektion. Von hier aus werden Magen und Darm besiedelt und laufend mit Nachschub versorgt. Der Beginn einer schweren Candida-Mykose ist dann nur noch eine Frage der Zeit: Bei der nächsten Resistenzminderung, bei der ersten Antibiotika-Behandlung nach einem Unfall oder einer Operation kann der Pilz stärker werden als die Abwehr des Organismus. Karieskinder und ebenso Karieserwachsene mit häufigen Zahnproblemen sind meistens auch Freunde von Süßigkeiten. Wir wissen schon, daß alle süßen Leckereien Kraftfutter für die Soorpilze sind. Gerade die von der Zuckerindustrie so gepriesenen »kleinen Zwischenmahlzeiten« sind besonders gefährlich, weil ihnen kaum je das notwendige Zähneputzen folgt. Dann kleben über viele Stunden des Tages die süßen, vergärbaren Reste der Knabbereien und Kekse zwischen den Zähnen und bilden den Nährboden für eine regelrechte »Candida-Plantage«. Massen von Pilzen wandern von dort in die Speiseröhre, in den Magen, in den Darm, wo sie von den ebenfalls dorthin gelangten Süßigkeiten weiter gefüttert und zum Haften an der Darmschleimhaut förmlich eingeladen werden. Darum kann der Rat an Gesunde und vor allem an Kranke nur lauten: Die Süßigkeiten verringern, wenn nicht ganz vermeiden, Leckereien zwischen den Hauptmahlzeiten durch einen sauren Apfel, eine rohe Möhre oder Nüsse ersetzen, und nach jeder Nahrungsaufnahme die Zähne gründlich putzen. Die regelmäßige Kontrolle beim Zahnarzt darf als selbstverständlich vorausgesetzt werden.

Doch es muß auf noch ein Pilzreservoir hingewiesen werden, von dem laufender Candida-Nachschub ausgehen kann, und das ist die Zahnbürste. Nur allzu oft wird sie über viele Monate benutzt, immer die gleiche, bis sie fast auseinanderfällt. Die wenigsten Menschen wissen, wieviele Bakterien und Pilze auf ihr nisten, denn sie ist über viele Stunden des Tages feucht und das Badezimmer meistens schön warm. Naturfreunden muß außerdem gesagt werden, daß die Naturborsten mit ihrem organischen Material ein noch günstigerer Nährboden für alle Keime sind als synthetische Borsten. Viele kleine Verletzungen des Zahnfleisches, kleine Entzündungen werden so von der Zahnbürste verursacht – und infiziert. Sie heilen oft von selbst aus, wenn man nur die Zahnbürste erneuert.

Darum sollten ganz besonders Candida-Patienten ihre Zahnbürste häufig wechseln, etwa alle 10–14 Tage eine neue. Ganz besonders gilt das für den Beginn der antimykotischen Therapie und zweckmäßigerweise auch an ihrem Ende, wenn man annehmen kann, daß die Mundhöhle nun pilzfrei sein müßte. Das gleiche gilt für medizinische Mundhölzer. Den Zahnstocher im Restaurant zwar benutzt man nur einmal. Die selbstgekauften Zahnhölzer zu Hause aber werden nur allzu oft benutzt, bis die zerfasernde Spitze den Gebrauch total unmöglich macht. Prothesenträger sollten darüber hinaus ihre Prothese pflegen. Es gibt im Handel spezielle, das Material schonende Prothesenreinigungsmittel. Ihnen werden auch pilztötende und allgemein desinfizierende Eigenschaften zugeschrieben. In das gleiche Bad kann man auch die Zahnbürste stecken zwecks Keimreduzierung.

≡ Die Intimhygiene

Der **After** ist als Übergangsstelle von der Darmschleimhaut in die äußere Haut eine sehr sensible Zone. Während ein gesunder Darm und ein normaler Darminhalt in dieser Region kaum je zu Beschwerden führen, ja, bei der Entleerung kaum eine Beschmutzung hinterlassen, kann es bei Funktionsstörungen und Fehlbesiedelungen rings um den After zu Entzündungen und kleinen Einrissen kommen. Sind gar Hämorrhoiden vorhanden, innere oder äußere, die bluten und nässen, findet die Candida hier wieder ideale Wachstumsverhältnisse, die sie sofort nutzt. Durch ihre Besiedelung werden die Entzündungen noch verstärkt, die Schmerzen gesteigert, die Reinigung schwieriger und unangenehmer und die übliche Hämorrhoiden-Therapie greift nicht mehr. Aus diesem Teufelskreis kann nur die konsequente Pflege und antimykotische Behandlung herausführen.

Nach jedem Stuhlgang wird die Analregion mit lauwarmem Wasser gereinigt. Der Waschlappen ist dazu nicht geeignet. Er ist grob, zu oberflächlich, und auch er kann zum gewaltigen Bakterien- und Pilz-Depot werden. Am schonendsten und gründlichsten ist die Handbrause über der Badewanne. Seife kann dazu benutzt werden, wenn sie vertragen wird. Parfümierte und desodorierende Seifen können in dieser empfindlichen Region bei manchen Patienten zu allergischen Reizungen führen, die ihrerseits wieder die Soor-Pilze zur Ansiedlung auffordern. Es gibt sogar Toilettenpapiere, die parfümiert und mit Desinfektionsmitteln getränkt sind. Hier kann nur zu äußerster Vorsicht geraten werden. Das feuchte Toilettenpapier ist sicher ein guter Notbehelf auf Reisen, doch wird es jeder Patient allein auf seine individuelle Verträglichkeit testen müssen. Auch gegen die so herrlich duftenden und schäumenden Badezusätze gibt es persönliche Empfindlichkeiten. Sie können zu Reizungen im Anal- und Genitalbereich führen und so meist ungeahnt das Ausheilen der Soormykose verhindern.

Bidets können, wo sie vorhanden sind, die ideale Lösung für die Analhygiene sein, falls sie die Möglichkeit bieten, die Reinigung im von vorn nach hinten spülenden, strömenden Wasser vorzunehmen. Waschungen in stehendem Wasser oder Spülen von hinten nach vorn würde den Keimen Gelegenheit geben, die Genitalregion zu erreichen und zu besiedeln. – Erst nach der Reinigung können dann Sitzbäder angebracht sein. Sitzbäder mit gerbsäurehaltiger Lösung sind eine bewährte Therapie bei Analentzündungen. Die Gerbsäure wirkt adstringierend, also entquellend, straffend und entzündungshemmend auf die Haut der Analgegend. Die Haut wird kräftiger, das Nässen hört auf, und dadurch wird Bakterien und Pilzen der Nährboden entzogen. Beruhigung und Schmerzlinderung sind die Folge. Großmutter machte zu diesem Zweck die Sitzbäder aus einer Abkochung von Eichenrinde. Leider bleiben dabei oft braune Verfärbungen in der Wanne zurück. Heute gibt es gerbsäurehaltige Badezusätze, die nicht färben, ohne an Wirksamkeit eingebüßt zu haben: *Tannolact* (Basotherm) wäre z. B. eine solche Badetherapie.

Ganz wichtig ist, daß nach jeder Reinigung, nach jedem Sitzbad »der Südpol« gründlich und sauber abgetrocknet wird. Hier bewährt sich nun der – trockene – Waschlappen, täglich ein frischer. Und noch eine Trocknungsmöglichkeit gibt es, zart, schonend und gründlich: der Fön.

Damit die Region auch tagsüber trocken bleibt, muß sie nach dem Bad gepflegt werden. Anfangs wird dazu eine antimykotische Salbe notwendig sein, nach Ausheilung genügt als Dauerpflege Babyöl. Für die leicht schweißfeuchte Gesäßfalte gibt es antimykotischen Puder, später ebenfalls Babypuder. Falls notwendig kann eine Wattevorlage, die leicht zu wechseln ist, für beständige Trockenheit sorgen.

Sowohl regional wie inhaltlich schließt sich an die Analhygiene die **Vaginalhygiene** an, sind doch diese ineinander übergehenden Regionen kaum voneinander zu trennen.

Dem kleinen Mädchen wird man schon so früh wie möglich beibringen, nach der Stuhlentleerung das reinigende Toilettenpapier von vorne nach hinten zu führen und nicht umgekehrt. Zwar wird in der Dammregion zwischen After und Scheide ein Überwandern von Keimen nie zu vermeiden sein, doch sollte man die Infektionsgefahr der Vagina durch Darmbakterien nicht noch durch Gedankenlosigkeit steigern.

Das im vorigen Abschnitt über die Reinigung der Analregion, über die Allergiegefahr durch unverträgliche Seifen und Badezusätze sowie über Toilettenpapiere Gesagte gilt selbstverständlich auch für die Vulva, also die Schamlippen und den Scheideneingang. Niemals sollte zur Reinigung der Scheide eine Scheidenspülung gemacht werden, es sei denn, der Arzt hat sie verordnet. Zu leicht können bei dieser Manipulation die Schutzbakterien herausgespült und die Soor-Keime hinaufgeschoben werden. Ebenso muß dringend von Tampons abgeraten werden, wenn der Darm bereits mit Candida besiedelt ist. Intimsprays können ebenfalls zur Gefahr werden, einmal durch Schädigung der Schutzbakterien, zum anderen wegen auch hierbei möglicher allergischer Reaktionen.

Solange antimykotische Ovula oder Vagiflor angewandt werden, wird sich die Binde oder Wattevorlage zum Schutz und zum Aufsaugen des Sekretes, also zum Trockenhalten bewähren.

Daß der Ehemann, der Intimpartner durch eigene Sauberkeit einen erheblichen Anteil an der Vaginalhygiene der Candida-Patientin hat, versteht sich von selbst. Auf die Gefahr der »Ping-Pong-Infektionen« wurde bereits auf Seite 49 hingewiesen. Um immer neue kleine Verletzungen der Scheidenschleimhaut durch den Verkehr zu vermeiden, sollte man sich eines Gleitmittels bedienen. Es gibt eigens für diesen Zweck geschaffene Präparate im Handel, z. B. *Femilind* (Johnson u. Johnson). Den gleichen Zweck erfüllen aber auch alle heilenden Crèmes (nicht fettige Salben), die sich leicht mit Wasser abwaschen lassen, z. B. die *Traumeelsalbe* (Heel). Keinesfalls sollte Speichel als Gleitmittel verwendet werden.

≡ Die Fußhygiene

»Zeigt her eure Füßchen, zeigt her eure Schuh…«, so singen die Kinder im Spiel. Später in der Hautklinik sieht die gleiche Aktion dann ganz anders aus. Oft braucht man nicht einmal die Zehen auseinanderzubiegen, um hineinschauen zu können in die Zehenzwischenräume – man kann sie schon von weitem riechen, die Pilzinfektion. Denn der unangenehme, typische Geruch nach Fußschweiß kommt weniger von dem Schweiß selbst, als vielmehr von seiner Zersetzung durch Bakterien und Pilze. Das Bild, das sich dann bietet, ist immer das gleiche, gleichgültig, durch welchen Erreger es verursacht wurde: weiße, losgelöste Epithelfetzen, darunter bloße, entzündete, nässende Haut. Die losgelösten Oberhautfetzen gilt es als erstes zu entfernen, damit die antimykotischen Mittel die entzündeten Hautschichten erreichen können. Am Abend vor dem Schlafengehen tut ein warmes Fußbad gut. Es erleichtert die Entfernung der abgestorbenen Hautfetzen. Um die entzündete Haut zu beruhigen, zu entquellen und zu straffen, kann man wieder eine Eichenrindenabkochung ins Fußbad geben, oder das gebrauchsfertige Tannolact. Aber auch eine Kochsalzlösung (2–3 Eßlöffel auf 1 Liter Wasser) hat eine ähnliche Wirkung. Danach gut abtrocknen, möglichst täglich mit einem frischen Tuch, und das verordnete Antimykotikum auftragen. Bis die Entzündung abgeklungen ist empfiehlt es sich, im Bett saubere Söckchen zu tragen, um nicht über die Bettwäsche die Candida-Elemente an andere Körperpartien weiterzureichen.

Die Pflicht zu gründlichem Abtrocknen und Nachbehandeln (z. B. mit antimykotischem Fußpuder) gilt ganz besonders auch nach dem Schwimmbadbesuch. Zwar gibt es in vielen Schwimmhallen Fußbecken oder Sprühstrahlen mit desinfizierenden Lösungen. Um diese Wirkung aber zu nutzen genügt es nicht, dieses Becken mit 2 Schritten zu durchqueren. Ein längeres Verweilen, ein Einwirkenlassen wäre nötig. Doch gibt es auch hier wieder einzelne Menschen, die gegen die jeweilige Desinfektionslösung allergisch reagieren. Am sichersten schützen gegen eine Schwimmbadinfektion immer noch Badeschuhe, die erst am Beckenrand abgelegt werden. Auch in Turnhallen sollte man nicht barfuß laufen.

Was aber geschieht mit den bereits dick infizierten Socken, Strümpfen, Strumpfhosen und Schuhen? Alles vernichten und neu kaufen?

Das ist nicht nötig, wenn man sie gewissenhaft desinfiziert. Dazu besorgt man sich aus der Apotheke 100 g Formalin (= 35%ige Formaldehydlösung), etwas Watte und einen großen, luftdichten Plastiksack. Da hinein tut man die Schuhe und die Strümpfe, etwa die Hälfte von allem, was man besitzt. Dann legt man dazwischen einen mit Formalin getränkten, etwa tischtennisballgroßen Wattebausch. (Vorsicht, nicht einatmen! Formalin ist giftig und reizt die Nasenschleimhäute) und bindet den Plastiksack fest zu. Er dürfte, wenn er gut verschlossen ist, eigentlich keinen Geruch verbreiten. Dennoch ist es zweckmäßiger, ihn auf dem Balkon oder auf dem Speicher zu deponieren, jedenfalls nicht in den Wohnräumen. Drei Tage lang überläßt man nun den infizierten Inhalt den Formalindämpfen. Danach werden die Strümpfe frisch gewaschen. Die Schuhe wird man noch eine Weile an der frischen Luft auslüften lassen, ehe man sie wieder ins Zimmer holt. Währenddessen tut man die andere Hälfte der Schuhe und Strümpfe zur Desinfektion in den Plastiksack und versorgt sie mit einem neuen formalingetränkten Wattebausch für die nächsten drei Tage.

Diese Prozedur sollte schon am Anfang der antimykotischen Therapie durchgeführt werden, damit nach Abheilung Fußbekleidung zur Verfügung steht, die nicht wieder die alten Candida-Pilze zurückbringt.

Bei Hautmykosen an anderen Körperstellen, z. B. unter den Achseln, im Nabel, unter den Brüsten und in anderen Hautfalten verfährt man mit jenen Kleidungsstücken, die nicht gekocht werden können wie Büstenhalter, Korsagen usw. entsprechend.

Nach Abschluß der antimykotischen Therapie, wenn alle Hauterscheinungen – wo auch immer – abgeklungen sind, wird eine einfache Dauerhygiene fortgesetzt: tägliche Sauberkeit und Trockenhaltung, letzteres vor allem durch gründliches Abtrocknen erreicht, das nach jedem Duschen, jedem Bad, nach jedem Schwimmbadbesuch, nach Wassertreten in Bächen, im Meer oder in Kuranlagen folgen muß. Danach müssen die gefährdeten Partien gepudert werden, denn der Puder saugt die durch Schwitzen entstehende Feuchtigkeit auf. Anfangs kann noch über mehrere Wochen ein antimykotischer Puder zweckmäßig sein, später genügt als Dauerpflege ein einfacher Fußpuder oder Babypuder.

Bewährt hat sich zum Nachpudern auch ein Pulver, das sicher nicht für diesen Zweck konzipiert wurde, nämlich das bereits bei der Mikrobiologischen Therapie (s. S. 61) besprochene *Lactopriv B*. Ob es die in ihm enthaltenen lyophilisierten und nun auf der feuchten Haut wieder aktiv werdenden Bifidumbakterien sind, die die verlorengegangene Schutzflora der Haut ersetzen, oder ob dieses Pulver den Säureschutz der Haut erneuert, kann nicht entschieden werden. Tatsache ist, daß sich unter seiner Anwendung kaum erneut Candida ansiedelt.

Die etwas krümelige Konsistenz von *Lactopriv B* ist nicht von Nachteil bei der Behandlung. Im Gegenteil: ihr schwacher Rubbeleffekt löst die abgeschilferten Epithelzellen, ehe sie wiederum zum Nährboden für eine neue Candidose werden können. Für diesen erwünschten Effekt sind andere Puder zu glatt und zu sanft.

≡ Kleidung und Wäsche

Einige wesentliche Gesichtspunkte sollten Candida-Patienten auch hinsichtlich ihrer Kleidung beherzigen. Für sie gilt: Alles, was zu eng sitzt, was scheuert und was zum Wärme- und Feuchtigkeitsstau führt, ist falsch. Die möglichst knapp sitzenden Jeans sind zwar modern und sexy, aber sie beengen gerade den Anal- und Genitalbereich, so daß es hier zum Quellen der Haut und zum Aufscheuern kommen kann: eine Einladung an die Soorpilze. Ferner sollte Unterwäsche aus Kunstfasern gemieden werden, denn unter synthetischem Material kommt es stets zum Wärmestau und zu feuchter Haut. Zudem sollte gerade die Unterwäsche kochbar sein, und auch wirklich gekocht werden (Waschmaschine auf 90 °C). Nur dann kann man sicher sein, daß das frisch gewaschene Höschen nicht die alte Infektion wiederbringt. Es gibt auch aus reiner, kochbarer Baumwolle ganz schicke, modische Wäsche.

Ein Weichspüler im Anschluß an den Kochwaschgang muß nicht sein, denn auch auf seine Reste in der Wäsche gibt es erstaunlich viele Allergien.

Entsprechendes gilt auch für die Bettwäsche und die Handtücher. Die modisch bunt bedruckte Bettwäsche besteht oft aus einem Mischgewebe, das nicht kochbar ist. Auch die schönen Farben hätten das nicht so gern. Darum kann nur zu Bettwäsche aus reiner Baumwolle geraten werden, auch wenn sie weniger bunt ist. Denn sie muß nun einmal häufiger gekocht werden, wenn sie nicht zur Quelle der Wiederinfektion werden soll.

Ganz besonders gilt das auch für die Handtücher. Vor allem während der antimykotischen Therapie muß öfter gewechselt werden, später dann so oft wie möglich. Das Handtuch »für oben« darf nicht auch »für unten« benutzt werden.

Gewiß, das alles sind Kleinigkeiten, kaum der Rede wert. Und doch können sich eben diese Kleinigkeiten summieren, können, da nicht bedacht und darum nicht praktiziert, den Erfolg einer intensiven, teuren und manchmal auch lästigen Therapie zunichte machen. An diesen Kleinigkeiten in der täglichen Lebensführung darf der Heilerfolg nicht scheitern. Und sie gelten für alle, diese Regeln der Prävention, für die »Gesunden«, die nur einen Fußpilz haben, wie für die Schwer- und Schwerstkranken, deren Lebensqualität entscheidend von diesen Pflegefaktoren mitbestimmt wird.

Behandlungsvorschläge

(Nur unter ärztlicher Verordnung und Kontrolle!)

≡ Mund- und Darm-Mykosen bei Erwachsenen und größeren Kindern

Zuallererst: Mykologische Diagnostik (Speichel, Stuhl). Falls Autovakzine-Therapie oder Eigenblutbehandlung geplant: Blutentnahme. Sofort Ernährungsumstellung auf zuckerfreie, ballaststoffreiche Kost (s. S. 54 f.). Zähneputzen nach jeder Mahlzeit, Zahnbürste wechseln, Prothese desinfizieren.

> **1. Woche**: Antimykotische Therapie der Mundhöhle. Gegebenenfalls Inhalationen.
> **2. und 3. Woche**: Antimykotische Therapie des Darmes. Zahnbürste wechseln. Mykologische Stuhlkontrolle. *Falls in Ordnung:*
> **4. Woche** Borax D 4, 3× täglich 1 Tablette fern der Mahlzeiten im Mund zergehen lassen, dann schlucken.
> **5. Woche** von Borax auf Perenterol übergehen, 3× täglich 2 Kapseln mit oder nach dem Essen in lauwarmer Flüssigkeit einnehmen.
> **6. Woche** Perenterol 3× täglich 1 Kapsel. Dazu Milchsäurebakterien (Acidobif *oder* Lactopriv B, s. S. 60 f.) zwischen den Mahlzeiten 2 Teelöffel voll in lauwarmer Flüssigkeit anrühren.

Diese Therapie der 6. Woche kann so noch einige Wochen weiter fortgeführt werden. Die zuckerarme, ballaststoffreiche Kost sollte so lange wie möglich beibehalten werden. Als ständige Pflicht: Zähneputzen nach jeder Mahlzeit, Zahnbürstenwechsel alle 2 Wochen.

Zur Resistenzsteigerung können von Anfang an parallel laufen:

entweder: eine Autovakzine   Durchführung S. 68.
oder: Eigenbluttropfen   Durchführung S. 73.
oder: Nosode Candida albicans D 30 Durchführung S. 73.

Niemals alles auf einmal anwenden!

Mund- und Darm-Mykosen bei Säuglingen und kleinen Kindern

Sofort zuckerfreie Ernährung.

1. Woche: Antimykotische Behandlung des Mundes,
2. und 3. Woche: antimykotische Behandlung des Darmes.
4. Woche: Perenterol 3× täglich 1 Kapsel aufziehen und das Pulver in die lauwarme Flasche oder den lauwarmen Brei geben.
Eigenblut-Tropfen *oder* Nosode Candida albicans einmal in der Woche pro Kind 5 Tropfen in ein ¼ Glas Wasser geben, verrühren (s. S. 72) dann halbstündlich 1 Teelöffel voll verabreichen.
Bei Brustkindern kann die Mutter die Tropfen nehmen.
Acidobif *oder* Lactopriv B einmal täglich 2 Meßlöffel in die lauwarme Flasche oder den Brei geben.

Bei Windeldermatitis Tannolactbäder, gut abtrocknen, antimykotische Paste, Puder. Häufiger Wäsche- und Handtuchwechsel. Allergiemöglichkeiten überlegen und ausschalten (Seife? Badeöl? Einmalwindel? Weichspüler?). Gegebenenfalls Mutter und Geschwister mitbehandeln.

≡ Scheideninfektionen

Sofort Ernährungsumstellung auf zuckerfreie, feinmehlarme Kost (s. S. 54 f.). Ursachen erwägen und möglichst abstellen: Diabetes? Anti-Baby-Pille?

1. Woche: Antimykotische Scheidentabletten, jeden Abend eine einführen. Antimykotische Crème äußerlich bis in die Schambehaarung.

Nach Abklingen der akuten Entzündung Borax D 4-Tabletten, jeden Abend zwei in die Scheide einführen, eine Woche lang.

Danach Vagiflor-Scheidentabletten, allabendlich eine einführen, später in immer größer werdenden Abständen, besonders nach der Periode.

Autovakzine *oder* Nosode Candida albicans C 30: Jede Woche einmal quaddeln (Vakzine) bzw. 5–8 Tropfen einnehmen (s. S. 68, 72)

Leibwäsche und Handtücher häufig wechseln, gut auskochen. Allergiemöglichkeiten erwägen und ausschalten (Seife? Schaumbäder? Tampons?). Partner mitbehandeln.

In hartnäckigen Fällen Magen-Darm-Trakt mitbehandeln (siehe oben).

Schwangerschaft

Ab der 32. Schwangerschaftswoche regelmäßige Pilzuntersuchung der Scheide. Bei Pilznachweis muß zum Schutz des Neugeborenen behandelt werden:

Nystatin-Scheidentabletten, jeden Abend eine in die Scheide einführen, 6 Tage lang. Gegebenenfalls sollte auch der Magen-Darm-Trakt mitbehandelt werden (siehe oben), denn gegen Nystatin-Medikation bestehen auch in der Schwangerschaft keine Bedenken.

Adressen

Beispiele
für Laboratorien, die auf Pilzdiagnostik spezialisiert sind:

Mikrobiologische Diagnostik:
Laboratorium Drs. Hauss
Kieler Str. 71
D-24340 Eckernförde
Tel.: 04351/3411
Fax: 04351/5345

Mikrobiologische Diagnostik und
Herstellung von bakteriellen Vakzinen:
Institut für Mikroökologie
Kornmarkt 34 · D-35745 Herborn
Postfach 1765 · D-35727 Herborn
Tel.: 02772/41033
Fax: 02772/41039

Mikrobiologische Diagnostik und
Herstellung einer Candida-Vakzine:
Institut für Labormedizin
Dr. Werner Ende
Riedelstr. 16
D-83435 Bad Reichenhall
Tel.: 08651/6008-19
Fax: 08651/600835

Bei allen Laboratorien können Informationen und Einsendege-
fäße angefordert werden.

Fallbeispiele

Die Prominenten-Gattin

Sie stand auf dem Höhepunkt ihres Lebens. Sie hätte glücklich sein müssen. Aber sie schaffte ihre Verpflichtungen kaum noch: ein großes Haus zu führen, oft Gäste und Geschäftsfreunde ihres Mannes zu bewirten, zu repräsentieren, weite Auslandsreisen mit ihrem Mann zu machen. Sie war abgehetzt, nervös, verkrampft, oft litt sie unter Depressionen. Die Kinder studierten schon. Eine erneute Schwangerschaft kam bei dieser Lebensführung natürlich nicht in Frage. Darum nahm sie seit Jahren die Anti-Baby-Pille.

Und nun das: Von einer ihrer Reisen hatte sie sich eine Scheideninfektion mitgebracht, eine Pilzinfektion. Kein Problem, meinte ihr Gynäkologie-Professor, eine Kur mit antimykotischen Scheidentabletten und Crème über 14 Tage wird die Entzündung beheben. Das tat sie auch. Doch nach dem ersten Intimkontakt mit ihrem Mann war alles wieder hoch entzündet. –
Dann war die Kur also nicht lang genug. Also noch einmal die gleiche Medikation, aber jetzt 4 Wochen lang. Doch auch diese Hoffnung trog. Nach dieser und nach weiteren Kuren mit anderen, stärkeren Mitteln kehrte die Infektion immer wieder. Die Empfindlichkeit und die Angst vor immer neuem Aufflammen machte sie zum »Blümchen Rührmichnichtan«. So kam es schließlich, wie es kommen mußte: ihr Ehemann wandte sich einer anderen, gesünderen Frau zu. Die Ehe drohte zu zerbrechen.

Da endlich findet sie einen Arzt, der ihr von der Anti-Baby-Pille abrät und der nicht nur ihre Scheide, sondern auch ihren Darm behandelt. Sehr genau wird die Kostumstellung besprochen. Diese Anweisungen zu befolgen war gar nicht so leicht bei all den gesellschaftlichen Verpflichtungen. Aber sie bleibt konsequent. Und schließlich wird auch eine Autovakzine-Behandlung durchgeführt.

Unter dieser Behandlung des gesamten Organismus erlebt die Patientin »ein kleines Wunder«, wie sie selbst es ausdrückt: nicht nur die Scheideninfektion ist sie los, sie fühlt sich auch insgesamt besser. Sie ist ruhiger, fröhlicher, tatkräftiger. Die Depressionen sind verschwunden, sie schläft wieder gut. Dieser wieder gesunden und strahlenden Frau gelingt es, ihren Mann wieder zurückzugewinnen.

Opa Müller

Opa Müller ist wieder zu Hause. Man hat ihm in der Klinik die Vorsteherdrüse operieren müssen. Nun ist er froh, wieder daheim zu sein. Daß es ein bösartiger Tumor war, weiß er nicht. Aber seiner Frau hat man es gesagt. Sie trägt dieses Wissen ihm zuliebe mit großer Tapferkeit und liebender Fürsorge. Nein, Opa Müller sieht noch nicht den Ernst der Lage. Ihn stört vielmehr etwas Näherliegendes: Seit der Narkose mit dem Schlauch in der Luftröhre hat er da immer noch Schmerzen und Schluckbeschwerden und auch das Sprechen macht manchmal noch Mühe. Man hat ihm in der Klinik gesagt, das würde in ein paar Tagen von alleine weggehen. Aber es geht nicht weg. Mit der Blase kommt er inzwischen wieder gut zurecht, aber der Hals, der stört seine wiedererwachende Lebensfreude doch sehr.

Sein Hausarzt hat die richtige Idee: er verordnet Inhalationen mit einem Antimykotikum. Seine Praxishilfe zeigt Frau Müller, wie sie mit dem Inhalationsapparat umgehen muß. Sie tut es pünktlich und gewissenhaft. Dazu noch ein paar Tabletten. Nun dauert es wirklich nur noch ein paar Tage, bis Opa Müller wieder genießen kann, was seine treue Köchin ihm an (zuckerfreier) Kost zubereitet.

Der Stammhalter

Endlich war er da, der ersehnte Stammhalter. Seine beiden Schwestern fingen bereits an, zur Schule zu gehen, als er sich ankündigte. Die ganze Familie freute sich nun auf das Brüderchen.

Aber so strahlend glücklich, wie man sich das erträumt hatte, gestaltete sich Peterchens Einzug in diese Welt nicht. Schon auf der Entbindungsstation lief nicht alles ganz glatt. Zwar verlief die Geburt ohne Komplikationen, wie die ersten beiden Male auch. Aber dann störte eine Brustdrüsenentzündung die traute Zweisamkeit des Stillens. Man mußte eine Pause einlegen. Eine antibiotische Behandlung wurde notwendig. Danach hatte Peterchen keinen rechten Appetit mehr. Er schrie viel.

Die Hoffnung, daß sich mit der Heimkehr und dem Beginn eines ruhigen Familienalltags alles normalisieren werde, trog. Peterchen war und blieb ein Schreikind. Und der alte Hebammensatz, daß Schreikinder Gedeihkinder seien, stimmte auch nicht mehr. Der Kleine nahm keineswegs genügend zu. Der Kinderarzt sprach von den Dreimonatskoliken. Aber es dauerte schon viel länger. Ein Mundsoor wurde festgestellt und eine Lösung zum Pinseln verschrieben. Das half aber nur vorübergehend. Dazu stellte sich noch eine Windeldermatitis ein, die besonders intensive Pflege notwendig machte. Peterchens Unruhe, sein Geschrei zerstörte die Nächte. Mutter mußte immer wieder aufstehen und sich um das Kind kümmern. Vater zog schließlich ins Gästezimmer, denn er mußte ja morgen fit sein für seinen anstrengenden Beruf. Die kleinen Mädchen waren tagsüber müde und weinerlich und auch eifersüchtig, weil Mutter nie mehr Zeit für sie hatte.

Und die Mutter selbst? Völlig verzweifelt, am Ende ihrer physischen und psychischen Kräfte saß sie im Sprechzimmer ihrer Hausärztin und weinte. Das Kind in ihren Armen schrie. Da sah es sich die Frau Doktor an: Der Mundsoor machte gerade eine Pause, aber die Windeldermatitis war nicht in den Griff zu kriegen. Hochrot war der kleine Hintern, hochrot auch alles drum herum. Das mußte ja schmerzen. Und das Bäuchlein aufgetrieben, ein Trommelbäuchlein, das offenbar auch druckschmerzhaft war.

In einem gemeinsamen Gespräch mit dem Kinderarzt wurde nun ein Behandlungsplan festgelegt: zuerst eine antimykotische Darmtherapie, danach Aufbau der Schutzflora. Baumwoll-Windeln statt der bisherigen Wegwerf-Windeln. In der ersten Woche war noch keine Besserung zu spüren. In der zweiten Woche wurde das Kind ruhiger, schlief schließlich durch. Nach drei Wochen hatte die Familie ein neues Brüderchen, friedlich, vergnügt, ohne Windeldermatitis. Peterchen wurde der Sonnenschein der ganzen Familie.

Die Lehrerin

Sie hat ihren Beruf mit Überzeugung und Idealismus gewählt und seit vielen Jahren ausgeübt. Jahrelang hat sie Freude gehabt an ihrer Tätigkeit und ihren Schülern. Jahrelang hatte sie die Klassen fest im Griff. Bis zu ihrer Gebärmutter-Operation vor 1½ Jahren. Seitdem ist sie nicht mehr die Gleiche. Sie ist nervös, unlustig, alles macht ihr Mühe, ist ihr zuviel. Natürlich spüren das die Schüler – und sie machen es ihr nicht leichter. Der Unterricht läuft ihr aus dem Ruder, was sie zur Verzweiflung bringt.

Ihr Hausarzt meint, das sei wohl alles psychogen bedingt, denn kinderlose Frauen können oft den Verlust ihrer Gebärmutter schwer verkraften. Er verordnet zunächst Hormone, als das nichts bringt, Psychopharmaka. Doch es wird eher schlimmer als besser. Schließlich will sie der Doktor zu einem Psychotherapeuten überweisen. Ehe sie sich aber dazu entschließen kann, geschieht etwas Merkwürdiges: Im Anschluß an eine Elternversammlung kommt einer der Väter, ein Arzt, auf sie zu und fragt sie, ob sie wisse, daß sie eine Pilzinfektion habe? Mund- und sicher auch Darmpilze. Sie kann es nicht fassen: woher will er das so schnell wissen? Er deutet auf ihre Mundwinkel, in denen kleine, entzündete Einrisse zu sehen sind. – Ach so, das. Ja, das habe sie schon monatelang, es sei ihr nicht wichtig erschienen. – Der Arzt erklärt ihr, daß die Faulecken zwar nicht schlimm seien, leicht zu beheben, aber eben doch ein wichtiger Hinweis auf die ganze Erkrankung. Ob sie nicht ihrem Hausarzt einen Wink geben wolle? – O weh, das alte Problem: »Wie sage ich es meinem Arzt?« Wie wird er es aufnehmen.

Sie wagt es dennoch. Und er geht sehr nett und verständnisvoll auf ihre Frage ein. Der Pilztest im Speichel und im Stuhl erweist sich als positiv. Eine konsequente Therapie der Mundhöhle und des Darmes folgt. Die notwendige Koständerung befolgt sie mit gewohnter Zuverlässigkeit. Eine mikrobiologische Therapie schließt die Behandlung ab.

Gebärmutter hin – Uterus her – sie ist bald wieder die alte, mit Freude am Unterricht. Kaum glaublich aber scheint ihr, daß unter dieser Therapie auch die häßlichen gelb-braunen Flecken verschwunden sind, die ihren Hals und ihre Arme bedeckten und die sie stets unter langen Ärmeln und hohen Kragen zu verbergen suchte.

Der Beamte
Er ist 38 Jahre alt und damit viel zu jung für eine so ausgedehnte Parodontitis. Diese Entzündungen des Zahnfleisches und des Zahnhalteapparates drohen bereits zum Zahnausfall zu führen. Weder gewis-

senhafte Zahnpflege seinerseits noch die sorgfältigen Bemühungen seines Zahnarztes scheinen den ungünstigen Verlauf aufhalten zu können. Eine umfangreiche parodontologische Behandlung in einer Universitätsklinik bringt nur eine vorübergehende Besserung, es kommt sehr schnell wieder zu einem Rückfall.

Der Patient ist verzweifelt – besonders als das Geschehen noch durch das Auftreten einer Aphthose verschlimmert wird. Die Aphthen, linsengroße, sehr schmerzhafte Entzündungen mit gelblichem Zentrum auf der Mundschleimhaut machen die Nahrungsaufnahme noch schwieriger, schmerzhafter als sie ohnehin schon war. Kein Pinseln, kein Touchieren kann ihre Dauer verkürzen, sie bleiben eine Woche, und wenn sie endlich schwinden, so schießen an anderen Stellen neue Aphthen auf.

Den Zahnarzt aber haben diese Aphthen auf die richtige Idee gebracht: Hier mußte es sich um eine Pilzinfektion des Darmes handeln. Die Fragen, die er nun stellt, ist man von einem Zahnarzt eigentlich nicht gewöhnt: Verdauungsbeschwerden? O ja, manchmal verstopft, dann wieder durchfällig. – Blähungen? Ja, sehr stark. – Wie sieht der After aus? Hartnäckig entzündete Hämorrhoiden. – Kostgewohnheiten? Kantinenessen. – Süßigkeiten? Na ja, immer ein Schokoriegel in der Schreibtischschublade. Und abends neben 2 Bierchen süße Knabbereien vor dem Fernseher. – Fußpilze? Kaum wegzukriegen.

Daraufhin wird der Hausarzt eingeschaltet. Die Stuhluntersuchung auf Pilze ist stark positiv. Die antimykotische Kur wird eingeleitet. Gleichzeitig findet ein intensives Gespräch mit der Ehefrau statt: Die Kost wird umprogrammiert auf Vollwerternährung, weg vom Kantinenessen, hin zu Vollkornbrot, Salattellern und Müsli. Der Schokoriegel wird durch Nüsse ersetzt, die Bierchen durch Mineralwasser. Die süßen Knabbereien werden ersatzlos gestrichen. Eine Mikrobiologische Therapie schließt sich an.

Die Aphthose klang bereits in der ersten Therapiewoche ab. Etwas länger benötigte die Parodontitis. Aber schon wenige Monate später konnte die dringend notwendige prothetische Versorgung durchgeführt werden, ohne daß die Entzündungen wieder aufflammen. Eine kräftige Kaufunktion ist wieder hergestellt.

Die Ärztin

Vor einigen Jahren hat sie sich in eigener Praxis niedergelassen. Nun läuft die Praxis gut, fast zu gut, denn die Frau Doktor verkraftet den lebhaften Betrieb kaum noch. Sie fühlt sich angeschlagen, wenig belastbar, ohne daß ihre Blutuntersuchungen irgendeinen Hinweis auf eine Erkrankung ergeben. Sie hat Depressionen, die ihr jegliche Freude am Beruf nehmen. Vor allem aber leidet sie unter einer scheußlichen Migräne. Die Schmerzanfälle treten alle 8–10 Tage auf: heftige Schmerzen der linken Kopfseite gehen einher mit Sehstörungen, Übelkeit und manchmal Erbrechen. Bei diesen Zuständen ist sie unfähig, sich ihren Patienten zu widmen. Sie muß sie nach Hause schicken und verkriecht sich in ihr abgedunkeltes Zimmer. Kein Renommée für eine Arztpraxis. Die stärksten Schmerzmittel helfen mittlerweile nur noch wenig, verstärken nur ihre Übelkeit. Ihre ärztlichen Kollegen tun für sie, was sie können. Aber in diesem Fall wollen weder Homöopathie noch Akupunktur wirken. Man spritzt ihre Nervenganglien an, aber vergebens. Zwei Zähne werden als Verursacher verdächtigt – und gezogen. Aber auch dieses Opfer war vergeblich.

Schließlich fällt bei einer Regulationsthermographie, einer Ganzkörperuntersuchung des Wärmeregulationsverhaltens, eine deutliche Irritation im Bauchraum auf. Und zwar bietet das Thermogramm das typische Bild einer Pilzerkrankung des Darmes. Auf diese Idee wäre niemand gekommen. In der Tat bestätigt die Stuhluntersuchung diese Diagnose. Es folgt – bei gleichzeitigem Kampf gegen ihre Kuchensucht – eine antimykotische Darmtherapie, gefolgt von Mikrobiologischer Therapie und wöchentlich einer Gabe der Nosode Candida albicans.

Zu Beginn der antimykotischen Therapie erlebte die Patientin noch einmal einen besonders heftigen Migräne-Anfall. Seitdem (2 Jahre) nie wieder. Auch die Depressionen sind verschwunden, völlig.

Liliane und Amélie

Liliane und Amélie sind zwei süße kleine Mädchen, 4 und 2 Jahre alt. Liliane, die ältere, geht schon fleißig in den Kindergarten. Amélie darf noch bei Mutti bleiben. Sie darf auch mitgehen zum Onkel Doktor, zu dem, der ihrer Mutti etwas aufschreibt (die Anti-Baby-Pille und Scheidentabletten), und zu dem Kinder-Doktor, der die Tropfen aufschreibt, mit denen Mutti ihren und Lilianes Mund auspinselt.

Mutti sagt lachend: »Weiß der Kuckuck, ich hole mir diese Scheiden-Infektionen immer wieder, mal im Schwimmbad, mal auf fremden Toiletten.« Sie weiß nicht, daß beides unmöglich ist, daß es sich stets um ihren eigenen Candida-Stamm handelt, den sie in ihrem Darm bebrütet. »Und auch meine Töchter sind schon total verpilzt!« Sie nimmt das noch leicht, behandelt ab und zu den Mundsoor ihrer Kinder, zuerst mit Tropfen, dann, als die nicht mehr wirken, mit einem stärkeren Gel. Der wunde Po der Kleinen wird fleißig gesalbt.

Bis es ernst wird. Bei beiden Kindern zeigen sich kurz nacheinander die ersten Zeichen einer Neurodermitis in den Ellenbeugen – und sie nehmen rasch zu. Die Kindergärtnerin hat es auch gesehen. »Ach,« meint sie, »das haben doch heute die meisten Kinder.« Der Kinderarzt aber sieht die Zusammenhänge und erklärt, daß es höchste Zeit sei, sowohl bei der Mutter wie den Kindern den Darm zu behandeln, das Pilzreservoir, das immer wieder den Nachschub liefert und zur Neurodermitis den Grundstein legt, zu vernichten. Ein Antimykotikum wird verordnet, die Folgetherapie überlegt, und vor allem die Ernährung besprochen: Vollkornprodukte, Salate und Frischgemüse, und vor allem keinen Zucker mehr, keine Süßigkeiten.

Diese Umstellung ist nicht leicht. Anfangs betteln die Kinder noch oft um ihre Schokolade, ihr Eis. Omas und Tanten müssen in ihrer Schenkfreude gebremst werden. Denn für vernünftige Erklärungen sind die Kinder noch zu klein und manche liebe Tante zu unvernünftig. Aber Mutti nimmt sich jetzt ernsthaft des Problems an und bleibt fest. Sie lernt es rasch, die ganze Familie so gesund und lecker zu ernähren, daß bald niemand mehr die süßen Sachen vermißt. Sie hält Ernährung und Therapie konsequent durch. – Und es lohnt sich: Die Soor-Infektionen hören auf (auch bei ihr selber), die Neurodermitis klingt langsam ab. Zwar ist der Verlauf dieses Falles z. Zt. (Oktober 93) sicher noch nicht abgeschlossen. Hier wird noch weitere Konsequenz nötig sein. Immerhin aber weiß Liliane schon aus dem Kindergarten zu berichten: »Mutti, bei den anderen Kindern wird das Jucken immer schlimmer, und bei mir ist es immer besser geworden. Guck mal, es ist fast weg.«

Sachverzeichnis